AF619694

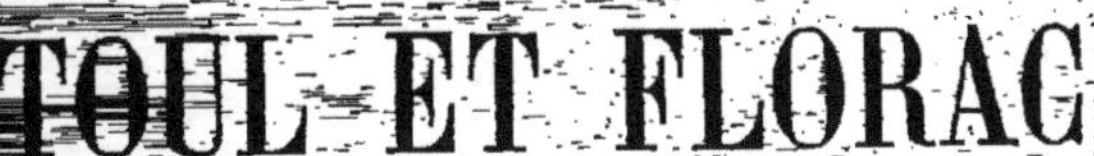

TOUL ET FLORAC

COMPARÉS AU POINT DE VUE DE L'HYGIÈNE ET CONSIDÉRATIONS SUR LA MEILLEURE MARCHE A SUIVRE POUR LA CONFECTION DES STATISTIQUES D'HYGIÈNE,

Par HUSSON, pharmacien,

Membre du Conseil d'hygiène de l'arrondissement de Toul, membre correspondant de la Société de pharmacie de Paris, de la Société impériale et centrale d'agriculture, de l'Académie de Stanislas et de la Société de médecine de Nancy, etc., etc.

NANCY,

Imprimerie de A. LEPAGE, Grande-Rue (Ville-Vieille), 14.

1858.

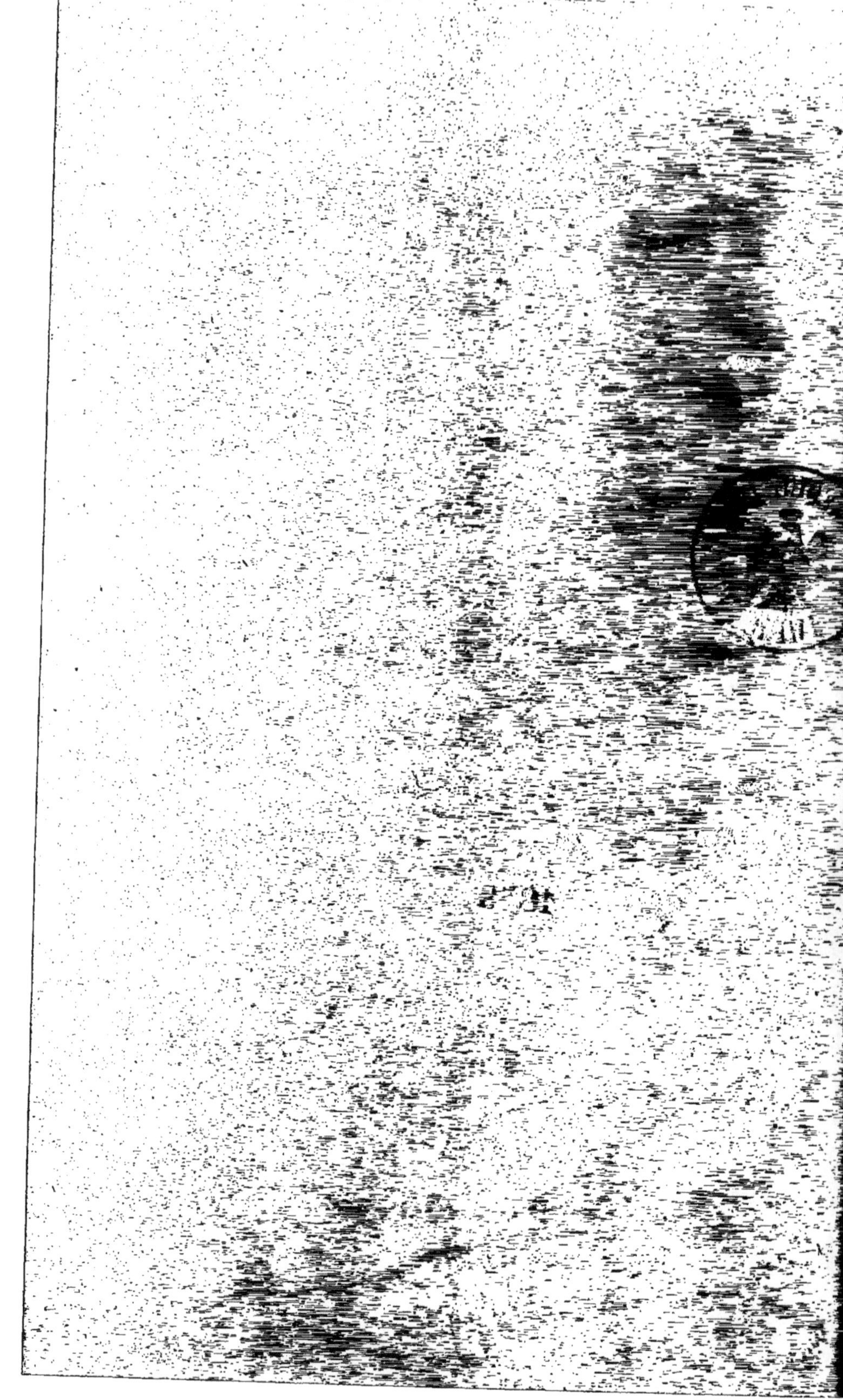

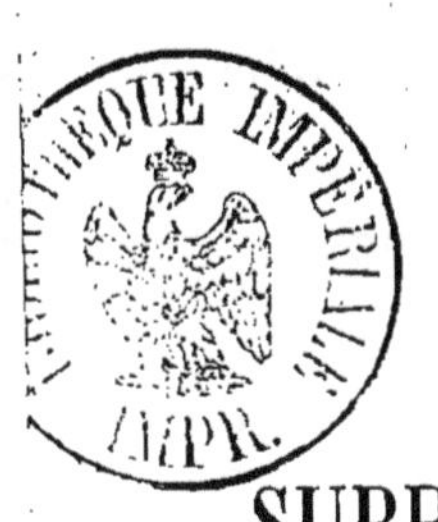

TOUL-FLORAC

ET

SUPPLÉMENT A CE MÉMOIRE.

HYGIÈNE ET DÉPOPULATION.

1858

Notre opuscule a trop peu d'importance pour que nous songions à le faire précéder d'une dédicace. Mais quand nous y parlons de l'heureuse influence des Conseils d'hygiène, nous ne saurions oublier la sollicitude de l'Autorité pour tout ce qui concerne la santé publique, et, en particulier, ses efforts pour rendre moins sensibles, dans tout l'arrondissement, les épreuves que nous subissons depuis quelques années. Aussi nous prions

M. Albert LENGLÉ, préfet de la Meurthe,

Et M. H. LAMBERT, sous-préfet,

de vouloir bien nous permettre de rappeler un de leurs titres à la reconnaissance générale.

Nous adressons la même prière, en ce qui concerne Toul, à

M. DROUARD, maire,

Et au CONSEIL MUNICIPAL

qui ont si bien su continuer l'œuvre de leurs devanciers.

Leur respectueux serviteur,

HUSSON.

Toul, le 19 décembre 1856.

TOUL & FLORAC

COMPARÉS AU POINT DE VUE DE L'HYGIÈNE

ET CONSIDÉRATIONS

SUR LA MEILLEURE MARCHE A SUIVRE

POUR LA

CONFECTION DES STATISTIQUES D'HYGIÈNE,

PAR HUSSON, *pharmacien*,

Membre du Conseil d'hygiène de l'arrondissement de Toul,
membre correspondant de la Société de pharmacie de Paris, de la Société
impériale et centrale d'agriculture, de l'Académie
de Stanislas et de la Société de médecine de Nancy, etc., etc.

---

19 décembre 1856 (1).

APPRÉCIATION PRÉLIMINAIRE DE FLORAC. — Un homme dévoué à ses concitoyens, M. le docteur Monteils-Pons, terminait, le 30 décembre 1852, un travail sur l'hygiène de sa ville, celle de Florac. Ce Mémoire fut ensuite imprimé en 1855, et, d'après le rapport du Comité consultatif d'hygiène, qui le regarde comme un véritable modèle, cet ouvrage, depuis quelques mois, se trouve entre les mains de tous les Conseils de sa-

(1) C'est la date de l'envoi de ce Mémoire à l'Administration. Depuis lors on y a intercalé quelques notes.

lubrité. Notre devoir était donc de le lire avec attention, et, après cet examen, on ne peut disconvenir que, comme œuvre purement statistique, il est digne de l'approbation qu'il a obtenue : c'est une belle pierre que l'auteur apporte à l'édification de l'histoire hygiénique de France. Mais envisagé sous un autre point de vue, il ne nous semble pas avoir la même valeur, et nous allons faire connaître les motifs de notre opinion, en profitant aussi de cette circonstance pour parler un peu de Toul. Voici le but de notre travail :

1° Essayer de faire ressortir, mathématiquement, les dangers qu'il y aurait à imiter *Florac* sur tous les points ;

2° Exposer quelques considérations sur la manière de conduire à bonne fin la confection des statistiques d'hygiène auxquelles le gouvernement attache, avec raison, une si grande importance ;

3° Etudier les lois qui président au mouvement de notre population, d'après celles de la France entière ; — examiner les causes de la dépopulation constatée à Toul, par le recensement de 1856 ; — enfin, comparer cette ville et celle de Florac sous certains rapports hygiéniques et statistiques.

Sous ce troisième point de vue, nous aurons par conséquent à entrer dans quelques détails au sujet de Toul ; mais on en reconnaîtra sans doute l'inutilité avant le chapitre IV, par suite de l'existence de la *Topographie médicale du docteur Leclerc*, œuvre toujours si précieuse, malgré ses 23 ans de durée, et qui, un peu revue, ne serait pas moins remarquable aujourd'hui que lorsqu'elle a été couronnée par l'Académie de Stanislas, en 1823. Nous nous contenterons donc très-souvent de renvoyer audit ouvrage, en faisant toutefois une observation préliminaire.

Changements effectués a Toul au point de vue de l'hygiène, depuis 1823. — Depuis la publication de la Topographie du docteur Leclerc, les abords de Toul ont subi une véritable transformation. Le canal de la Marne au Rhin et le chemin de fer sont venus embellir la vallée de l'Ingressin, déjà si jolie par elle-même, et les plantations qu'effectue chaque jour le génie militaire ont fait du pourtour de la ville un bosquet, se reliant avec la voie ferrée par une fort belle route. Aussi la gare de Toul est-elle un des plus beaux sites de toute la ligne de Paris à Strasbourg; et il ne reste réellement qu'une chose à désirer à ce sujet, ce serait que les finances de la ville permissent d'établir une promenade dans les vignes de *Belle-Vue*. On y trouverait un air pur, un soleil vivifiant, ainsi que de bonnes et douces distractions, choses si nécessaires aux convalescents et dans certaines affections. Cet endroit serait d'autant plus favorable qu'on y est abrité du nord par la côte Saint-Michel, et qu'un omnibus en fait plusieurs fois le trajet par jour.

Les plantations du génie n'ont pas seulement changé l'aspect de Toul, elles exercent aussi une influence sur notre hygiène. Ainsi, elles remédient aux inconvénients signalés dans la Topographie du docteur Leclerc, concernant les remparts, et elles purifient l'air que nous respirons.

D'autres améliorations ont également eu lieu; en voici les principales, au point de vue de la santé.

Les trois petits cimetières qui touchaient aux portes de la ville ont disparu, et celui qui les remplace est très-convenable sous tous les rapports. Les fossés de la place ont été assainis et sont tenus en bon état; le canal Vauban, ou de la caserne de cavalerie, a été entièrement couvert et les deux bras de l'Ingressin le sont en partie. Bien des habitations, alors malsaines, sont devenues meilleures; les maisons sont aussi plus souvent badigeonnées, mais beaucoup manquent encore de fosses d'aisances ou de tinettes. (Ici, comme partout, l'emplacement des lieux et des tinettes n'est pas non plus toujours bien choisi et, souvent, n'a pas une ventilation suffisante.) Les fontaines sont plus multipliées, bien que pour le nombre, comme pour la quantité d'eau, elles laissent encore à désirer. Enfin, toutes les rues ont été repavées; elles sont généralement propres, et l'enlèvement des boues s'opère chaque jour : elles commencent aussi à se garnir d'égouts souterrains; mesure excellente, mais qui demande beaucoup de circonspection et au sujet de laquelle on peut avantageusement consulter les travaux du Conseil central d'hygiène de la Meurthe et la *To pographie médicale de Nancy,* par M. le docteur Simonin père.

Nous venons de faire connaître l'objet de notre opuscule ; examinons actuellement quel est celui de *Florac.*

L'auteur donne d'abord une définition de l'hygiène, indique ce qu'elle se propose, et comment elle arrive à ses fins. Cette science, on le sait, se rattache à beaucoup d'autres, et, dès lors, devient très-vaste ; d'où il résulte que l'histoire hygiénique d'un pays est chose longue et complexe, lors même qu'il s'agirait seulement d'un précis succinct. Aussi le but principal de *Florac* est-il celui-ci : *recherche pure et simple de toutes les causes d'insalubrité qui se rencontrent dans cette ville, en procédant à ce recensement rue par rue, maison par maison* (page 10). Mais si telle est l'intention première de l'auteur, il a encore quelques vues accessoires, et il ajoute à ce sujet (page 11) : *J'ai cru, néanmoins, accroître l'utilité de ce travail, en l'accompagnant de quelques réflexions et de quelques études statistiques sur l'hygiène et sur les lois de la population et de la mortalité dans la commune de ce nom.*

Division de l'ouvrage. — Ce Mémoire se divise en deux parties. — La première, ou la plus vaste, à en juger par les spécimen annexés au livre, contient le plan de la ville et un état de lieux dressé sur des feuilles d'inspection à peu près conformes à celles du

Comité consultatif d'hygiène ; —la seconde, bien que renfermant beaucoup de chiffres, n'est plus, cependant, une simple statistique ; les faits y sont appréciés, et elle envisage Florac sous divers points de vue. C'est elle qui renferme les quelques réflexions annoncées par l'auteur, mais qui ne sont rien moins, comme on le verra, que de très-graves questions d'économie sociale.

Examinons-les maintenant l'une après l'autre.

PREMIÈRE PARTIE.

État des lieux.

Florac. — Elle consiste, comme nous l'avons dit, en un simple état de lieux. Chaque rue ou place, chaque établissement public, chaque propriété communale, chaque maison a une feuille distincte renfermant un certain nombre de questions ; documents très-précieux et que ne remplacera assurément aucune autre table statistique : aussi serait-il à désirer qu'on les rencontrât dans chaque commune. Seulement, il est à craindre que cela ne se puisse pas toujours ; soit souvent en raison de l'importance des populations ; soit parce que tous les habitants d'une localité ne se prêteront pas à cette inspection minutieuse qu'ils regarderont comme un moyen de venir en aide au fisc, etc. Mais ce que l'on obtiendrait facilement dans ces circonstances, et ce qui constituerait déjà une excellente chose, ce serait de connaître, pour chaque maison, les causes d'insalubrité qu'elle renferme.

Toul. — Malgré la multiplicité des questions contenues dans les *feuilles d'inspection* de Florac, il y aurait quelques additions à faire, en ce qui concerne nos contrées; celles-ci par exemple :

1° Les chambres à coucher sont-elles disposées de telle sorte que l'air se renouvelle pendant la nuit, sans inconvénient pour ceux qui les habitent?—Sont-elles à alcôve? — Ce qu'il importe d'autant plus de savoir, que quelques-unes sont de véritables armoires dans lesquelles, au moment du lever, l'analyse démontrerait bien certainement plus d'acide carbonique que d'air respirable. — Le lit est-il adossé contre un mur humide, ou contre une cloison à planches mal jointes et donnant lieu à des courants d'air?

2° La cave est-elle voûtée? — Est-elle séparée du rez-de-chaussée par un simple plancher ou par un double plancher avec repous entre les deux? — S'il y existe des tuyaux de prise d'air pour les appartements, sont-ils munis de soupapes à l'aide desquelles on intercepte la communication lors de la fermentation du raisin?—Les trappes intérieures ferment-elles assez hermétiquement pour ne pas donner passage à l'acide carbonique dans les chambres, à l'époque précitée, etc.

Rien de ce qui constitue la première partie de *Flo-*

rac n'existe au sujet de Toul : c'est un travail encore à faire. Jusqu'à ce jour l'histoire hygiénique de notre arrondissement se compose surtout :

1° De la topographie médicale précitée;

2° Des travaux du Conseil d'hygiène;

3° Des rapports de M. le docteur Bancel père, mécin des épidémies pendant trente ans et, aujourd'hui, enlevé à l'affection de ses concitoyens, après une carrière si bien remplie. (Note du 15 janvier 1858.)

4° Enfin, des observations de Messieurs les médecins cantonaux; observations que M. le docteur Ed. Simonin, inspecteur du service, résume annuellement dans son rapport général à l'autorité supérieure.

DEUXIÈME PARTIE.

CHAPITRE Ier.

Article 1er. — Origine et topographie de la ville.

Toul. — (*Topographie médicale,* p. 9-12, 24; et *Statistique du département de la Meurthe,* par M. H. Lepage.)

Florac. — Cette description est aussi succincte qu'on peut le désirer dans un ouvrage de ce genre, et cependant elle paraît renfermer tous les renseignements nécessaires, sauf la latitude et la longitude.

Article 2. — Constitution de la population.

Toul. — (*Topographie médicale,* p. 11.)

Florac. — Ce n'est pas autre chose que le tableau récapitulatif du recensement quinquennal; mais la population n'y est pas seulement groupée par genre de professions; celles-ci se subdivisent en trois classes : *aristocratie, bourgeoisie, peuple.* C'est là, selon nous, une classification fâcheuse à plus d'un titre. D'abord c'est entretenir l'esprit de caste et froisser de légitimes susceptibilités; ensuite, comment établir les limites d'une classe à une autre? Voici ce qui résulte, à ce sujet, de l'ouvrage en question. Un militaire fait partie du peuple, et une fois pensionné de l'Etat il devient bourgeois; la même différence existe pour un garde-champêtre, selon qu'il est en exercice ou en retraite; un élève des lycées est plébéien; un étudiant de Faculté est bourgeois. A Florac, un propriétaire-cultivateur, fût-il très-riche et secrétaire ou président d'un Comice agricole, un orfèvre, un horloger, et tant d'autres, sont également plébéiens, lorsque le plus modeste rentier et le plus petit commissionnaire en marchandises appartiennent à la bourgeoisie. Quant au mendiant (même honnête homme), il n'a pas de place dans cette échelle sociale, il reste à l'arrière ban confondu avec les vagabonds.

Nous avions donc raison de dire qu'une telle classification est non-seulement inutile, mais regrettable.

Article 3. — **Constitution physique des habitants.**

Toul. — (Voir ci-dessous *Mœurs* et *Coutumes*.)

Florac. — L'article 3 du chapitre Ier commence par une description de la constitution physique du Lozérien, et cette peinture n'est que la confirmation des principes émis par Hippocrate sur l'influence que le climat, le travail, la nourriture et les habitudes exercent sur notre économie. A l'appui de ses assertions sur les fatigues du cultivateur et sur les difficultés, les dangers même qui l'attendent dans ses travaux au milieu de tant de montagnes, l'auteur donne deux tableaux : — l'un, extrait de la matrice cadastrale, prouve que la majeure partie des terres de la commune de Florac est de qualité inférieure; — l'autre montre que de 1840 à 1851, c'est-à-dire dans une période de douze années, il n'y a eu dans tout l'arrondissement que 137 morts accidentelles.

Mœurs et Coutumes.

TOUL. — *Topographie médicale,* p. 51-58, 59-70 (1).

FLORAC. — Le premier fait que l'on trouve à cet égard et auquel on devait naturellement s'attendre, c'est que l'esprit étroit cancanier, malicieux qu'on rencontre en général dans tous les petits centres de population, se retrouve à Florac, et cela dans une proportion d'autant plus forte que la localité est plus petite. L'égoïsme s'y fait également sentir, et un de ses défauts dominants qui est aussi celui de tout le pays, c'est l'intolérantisme qui, de temps en temps, soulève encore des guerres intestines (p. 31, 32).

(1) Quelques-unes de ces pages sont relatives à la nourriture dans notre contrée, sujet si important pour la santé. Mais, depuis le docteur Leclerc, la question du régime alimentaire a été traitée d'une manière bien plus complète, par M. le docteur L. Parisot, dans ses leçons sur l'hygiène (Enseignement supérieur des sciences appliquées, à Nancy), au sujet desquelles M. Godron, doyen de la Faculté, s'exprimait ainsi, il y a dix-huit mois : « Nous éprouvons toutefois un regret, relativement à ce cours, c'est que M. Parisot n'ait pas donné suite au projet qu'il avait formé de publier ses utiles leçons. » (Compte rendu de la rentrée solennelle des Facultés des sciences et des lettres, et de l'École de médecine et de pharmacie, le 15 novembre 1856).

Mais le Floracois a aussi ses qualités (p. 31, 32, 33) : il aime son pays ; il est économe et sobre, enjoué, malgré les privations qu'il a à s'imposer ; pas trop malveillant, mais surtout moral et laborieux. Aussi la misère ou la gène qui afflige une grande partie de la population ne peut-elle être attribuée à l'intempérance ni à l'inconduite. On doit en accuser plutôt, dit l'auteur, *les maladies, un trop grand nombre d'enfants et le manque d'ouvrage pendant l'hiver*. Ces assertions sont suivies d'un tableau sur le nombre des condamnations prononcées, de 1840 à 1851, pour crimes ou délits et sur la quantité de suicides qui ont eu lieu pendant la même période, dans tout l'arrondissement : ces derniers sont de 23, dont 7 par suite d'aliénation mentale (p. 35).

Digression.

Ici, cédant à un simple motif de curiosité (p. 36), l'auteur abandonne son programme, et par conséquent l'hygiène, pour faire de l'économie sociale. Tout en regrettant vivement cette fantaisie, — nous dirons tout à l'heure pourquoi, — nous le suivrons néanmoins sur ce terrain. Le motif de cette curiosité est de savoir *jusqu'à quel point la religion peut avoir de l'influence sur le caractère et sur les mœurs de cette population* (p. 36) ; elle amène naturellement aussi un parallèle entre le catholicisme et le protestantisme (voir à ce sujet la page 42).

Pour arriver à une solution, l'auteur partage l'arrondissement en trois sections, savoir :

Section de l'ouest, ayant une population presque exclusivement catholique (11,429 habitants) ;

Section du centre, ayant une population mixte (9,225 habitants) ;

Section de l'est, ayant une population presque exclusivement protestante (20,772 habitants).

Bien que l'auteur regarde cette classification comme presque naturelle, nous la croyons, nous, tout à fait arbitraire, du moins en ce qui concerne la section du centre, comme cela résulte, d'ailleurs, de l'inspection de la carte annexée à l'ouvrage. Il eût été plus exact de dire communes catholiques, communes protestantes, communes mixtes ; nous adopterons néanmoins les subdivisions établies par l'auteur.

On parle le même langage dans les trois contrées ; la nourriture est aussi la même, à l'exception, toutefois, que dans les Cévennes il se consomme une plus grande quantité de châtaignes, tandis que sur les *Causses* (1)

(1) *Note géologique pour servir à élucider la question :*

On appelle *Causses* les plateaux élevés d'une certaine importance, et conservant la même hauteur sur des étendues considérables, à ce point qu'on y observe à peine, de loin en loin, des mamelons de 10 à 15 mètres (ceux-ci sont formés ordinairement par le second étage oolithique). Le plateau dont dépendent les communes de la section ouest est à 1,150 mètres au-dessus du c'est le laitage qui forme la majeure partie du repas.

« L'eau de source, que l'on rencontre presque partout, à chaque pas, est à peu près l'unique boisson des campagnards, » la vigne étant très-peu cultivée. « Les plus malheureux de tous, à cet égard, sont, sans contredit, les habitants des Causses qui ne boivent que

niveau de la mer, se prolonge jusqu'à Lodève, se relie avec celui de Rodez, et n'est entre-coupé dans le département que par une vallée profonde, étroite, dont la largeur n'excède pas le lit de la rivière qui y coule (le Tarn). Il appartient en entier à l'étage inférieur et à l'étage moyen du calcaire oolithique, c'est-à-dire qu'il comprend, ou à peu près, toute la série de couches qui, chez nous, s'étendent de Nancy à Saint-Aubin (Meuse), savoir : *les marnes supraliasiques, l'oolithe inférieure, la grande oolithe, le forest-marble, le cornbrash, l'oxford-clay et le coral-rag.* Seulement l'oxford n'y est pas à l'état de grande masse argileuse, comme ici et comme sur tant d'autres points de la France, par exemple, en Normandie où cette argile joue un si grand rôle : il se compose principalement de calcaires. — De plus, les couches, au lieu d'être inclinées, affectent une position horizontale, ce qui les empêche de venir successivement se montrer à la superficie du sol; d'où il résulte, par exemple, que les marnes supraliasiques n'existent pas sur le plateau même, mais seulement dans les escarpements au pied desquels coulent les trois rivières qui arrosent cette montagne. Aussi, par suite de ces diverses circonstances, les *Causses* sont-elles sèches, arides et généralement pierreuses; *les prairies y sont entièrement inconnues; il n'y croît, en fait d'herbages, que quelques plantes fines et aromatiques qui forment la nourriture des troupeaux qui errent solitaires sur ces plateaux sans fin.* Si nous leur cherchons un terme de comparaison dans notre pays, elles seraient analogues au plateau d'Ecrouves, à ceux qui séparent Choloy et Domgermain d'Uruffe, de Gibeaumeix et de Rigny-la-Salle, ainsi qu'aux terrains pierreux de Jaillon, de Saizerais et de la côte de Toul (près de Nancy).

de l'eau de citerne, amassée à grand'peine pendant la saison des pluies. Ce sont ces derniers qui composent, en grande partie, les populations catholiques de l'ouest » (p. 38).

L'auteur qui, p. 26, 27, 31, 32 et 33, a dépeint

Elles offrent aussi une autre analogie avec l'étage inférieur de nos terrains oolithiques : on y trouve un grand nombre de fissures, d'entonnoirs connus dans le patois languedocien sous le nom d'*Avens* (prononcez *Aveins*), et dans lesquels s'engouffrent les eaux qui ensuite forment des nappes souterraines et donnent lieu aux sources des vallées voisines. (C'est là un phénomène qui, dans les environs de Toul, s'observe à Gémonville, Thuilley, Autreville (Vosges), entre ce village et Barisey-au-Plain, etc.)

Pour compléter cet exposé sur la section ouest, ajoutons ce qui suit : — 1° la plupart des communes qui la composent se trouvent sur le sommet même de la montagne ; — 2° quelques-unes sont dans le fond, ou adossées au talus des vallées qui coupent le plateau, et alors on y trouve les marnes supraliasiques et le calcaire à gryphées arquées; — 3° trois enfin, Fraissinet-les-Meyrueis, Bondons, Ispagnac même, détachées du massif des *Causses* touchent aux *Cévennes* et présentent, en partie, la même constitution géologique. (Quelques-unes des communes du centre et de l'Est, Florac, en particulier, sont également à la limite du calcaire oolithique et des terrains primitifs.)

Cévennes. — En réalité, et géologiquement surtout, les Cévennes commencent, dans l'arrondissement de Florac, à la vallée qui, de Meyrueis passe à Fraissinet-de-Fourgues, suit le Tarnou et aboutit à Ispagnac, d'où elles se relient avec le Mont-Lozère par Fressinet et Pont-de-Montvert. C'est un pays qui offre le plus frappant contraste avec celui qui précède. Ainsi, à gauche de la vallée en question, existent d'immenses plateaux presque sans coupures (*Causses*) ; à droite, au contraire, ce sont *une multitude de petites vallées d'érosion qui entretiennent la végétation vigoureuse des montagnes granitiques des Cévennes, et y donnent lieu à d'excellents pâturages.*

d'une manière générale le caractère de la population de tout l'arrondissement, compare maintenant les trois sections sous le rapport des mœurs et des habitudes, et certes, il faut reconnaître que les couleurs sous lesquelles est représentée la section de l'Ouest, ne feraient pas honneur au catholicisme, si jamais on pouvait le rendre responsable des faits signalés (p. 38 et 39).

De cet examen il résulte que la section du Centre serait de beaucoup supérieure aux autres. Viendrait ensuite la section de l'Est, puis en dernier lieu celle de l'Ouest.

Le peu de calcaire oolithique qu'on y remarque s'y trouve même profondément divisé.

Les 4/5 du sol environ appartiennent aux terrains cristallisés ou primitifs (granite, gneiss, micaschiste) ; on y trouve et on y exploite du plomb, de l'argent et de l'antimoine. L'autre 1/5 comprend une très-petite portion de terrain houiller, du calcaire à gryphées arquées, les marnes schisteuses noires supraliasiques, et enfin du calcaire oolithique.

C'est aux Cévennes que se rapportent les sections de l'Est et du centre. Presque toutes les communes se trouvent ou dans le fond des vallées ou sur la pente des hauteurs. Deux de ces montagnes sont très-élevées : l'une, où le Tarnou prend sa source, est, à sa partie supérieure, à 1,564 mètres au-dessus du niveau de la mer, dans l'arrondissement même ; l'autre (la Lozère), qui sépare l'arrondissement de Florac de celui de Mende, s'élève jusqu'à 1,679 mètres sur un point qui avoisine la source du Tarn.

(Toute cette note a été établie d'après la carte géologique de France, de MM. Dufrénoy et Elie de Beaumont, et d'après les explications qui y sont annexées au 2e volume, p. 236, 684, 685, 686, 687, 688, 734, 735, 759, 760 et 761).

Pour donner plus de poids à ses assertions, l'auteur revient sur la statistique des crimes et des délits dont nous avons déjà parlé tout-à-l'heure. Voici, en moyennes annuelles, comment ces méfaits se répartissent entre les trois sections :

CRIMES (p. 42).

Ouest :	1 crime pour	8,791 hab.	1 criminel pour	7,619 hab.
Est :	—	10,250 —	—	10,250
Centre :	—	9,031 —	—	7,162

DÉLITS (p. 42).

Ouest :	1 délit pour	2,857 hab.	1 délinquant pour	1,970 hab.
Est :	—	6,150 —	—	6,150
Centre :	—	4,154 —	—	4,154

La question a été aussi envisagée au point de vue de la chasteté, et, sous ce rapport, d'après les registres de l'état civil et ceux de l'hospice départemental des enfants naturels, on aurait, pour moyenne annuelle des filles-mères, sur un ensemble de sept années, les chiffres suivants (p. 47).

Ouest :	1 fille-mère pour	1,680	habitants.
Est :	—	— 2,141	—
Centre :	—	— 2,493	—

Ces trois tableaux donnent les chiffres suivants, pour la proportion en plus, dans l'ouest que dans l'est et le centre, sous les trois points de vue qui précèdent.

	Crimes.	Criminels.	Délits.	Délinquants.	Filles-mères.
Centre :	0,15	0,26	0,54	0,68	0,33
Est :	0,03	(x.)	0,32	0,53 (z.)	0,22

NOTA. (x.) Sous ce rapport, la proportion est de

0,06 à l'avantage de l'ouest. — (z.) Abstraction faite des délits politiques.

Voyons maintenant les conséquences qu'on en tire.

Malgré ces divers chiffres et les appréciations qui les précèdent (*Florac* p. 38, 39 et 40), l'auteur ne se prononce cependant ni en faveur, ni contre telle ou telle religion ; en effet, avant même d'avoir abordé la question des filles-mères, il a écrit ces lignes : *Ces documents ne fournissent en réalité des résultats positivement avantageux qu'en faveur des communes du centre.* Quant à celles des deux autres sections, *la différence qu'elles présentent n'est pas, à mon avis, assez considérable, soit pour les délits, soit pour les crimes, pour que l'on puisse établir une comparaison réellement favorable ou défavorable à l'une ou à l'autre des religions qui les dirigent* (p. 42).

Malgré cette espèce de correctif qui tend à diminuer l'effet fâcheux que produiront sans doute, sur bien des personnes, les trois tableaux que nous avons rappelés et les appréciations qui les suivent ou qui les précèdent, on n'en doit pas moins regretter ce hors-d'œuvre, et cela pour plusieurs motifs.

Il faut que ces sortes de discussions soient complètes, et c'est chose difficile dans une digression. Ainsi, dans celle qui nous occupe :

1° L'auteur n'a pas eu égard aux suicides, ce qui devait cependant avoir lieu dès qu'on argumente comme moraliste ; car enfin, par exemple, dans un dépit d'amour, assassiner un rival ou se détruire, n'est-ce pas moralement un crime? Or, 14 suicides (dans les 7 autres il y avait aliénation mentale), c'est-à-dire 14 unités de plus, dans un calcul qui n'en renferme que 55, n'auraient-elles pu changer la résultante des opérations? Et d'ailleurs pourquoi ne pas les faire entrer en ligne de compte aussi bien que les naissances d'enfants naturels.

2° Comment aussi baser des appréciations sur 127 délits seulement, lorsqu'il y en a peut-être plus du triple? Dans ce cas, n'eût-il pas mieux valu s'abstenir?

3° A la rigueur, ne devait-on pas aussi tenir compte de ce que dans un chef-lieu d'arrondissement l'œil de la police, constamment ouvert sur la population, prévient bien des fautes?

4° Une autre circonstance beaucoup plus grave a été omise; on n'a pas eu égard à la différence des misères : essayons d'y suppléer.

Déjà nous avons vu que sous le rapport de l'eau, Florac et la plupart des communes de l'Est n'ont rien à désirer ni pour l'abondance ni pour la qualité : en cela, *leurs habitants sont même des enfants gâtés de la nature* (p. 54). Les communes de l'ouest, au contraire, *ne boivent que de l'eau de citerne amassée à grand'peine pendant la saison des pluies* (p. 38).

Le même contraste existe-t-il en ce qui concerne les autres besoins de la vie? évidemment non, car tout l'arrondissement est généralement pauvre : mais y trouve-t-on des nuances? voilà ce que nous allons rechercher. — Et d'abord, rappelons-nous que dans les Cévennes, la nourriture est plus variée, en raison des châtaignes, *tandis que sur les causses, c'est le laitage qui forme la majeure partie des repas du paysan* (p. 38).

Mais nous allons voir tout de suite une autre preuve de cette différence de misère. Hippocrate a dit qu'un sol ingrat, une terre inculte ou marâtre, où manque l'eau est une cause funeste de dépopulation et exerce la plus grande influence sur la constitution physique, intellectuelle et morale de ceux qui l'habitent. Le même principe se retrouve dans les notes du savant astronome M. Mathieu, sur la distribution de la population en France; il y est dit : *chaque localité a un nombre d'habitants proportionné à ses produits, et le département le plus productif est aussi le plus peuplé.* Or, le département de la Lozère ne figure que le 83e dans les tables du Bureau des longitudes (celui de la Meurthe est le 24e). Si maintenant on examine la carte de l'arrondissement de Florac, et que l'on compare la superficie et la population de chaque section, on obtient les chiffres suivants :

	Superficie totale en mètres carrés.	Superficie par personne en mètres carrés.	Nombre de personnes pour 1 kil. carré.
Ouest :	40,891,708	3,577m c 89	27,95
Est :	50,888,940	2,449 88	40,80
Centre :	22,333,356	2,420 96	41,30

La misère serait donc de 1/3 ou 33 0/0 plus grande

dans l'ouest que dans le centre et même que dans l'est (moins cependant une très-minime fraction en ce qui concerne cette dernière). Du reste, ce résultat concorde 1° avec l'aperçu géologique que nous avons donné précédemment, d'après l'ouvrage de MM. Dufrénoy et Elie de Beaumont, 2° et avec ce paragraphe du chapitre II dont il sera question tout-à-l'heure : *Les terres qui recouvrent le bassin de Florac sont grasses ou légèrement argileuses dans les bas-fonds où la couche d'humus est assez considérable; mais elles sont excessivement maigres et siliceuses sur les hauteurs et sur les coteaux, où elles sont presque complétement dépourvues de cette terre végétale qui engendre la fertilité* (p. 48 et 49).

Dès lors, non-seulement on s'explique les différences indiquées dans les trois tableaux, mais on s'étonne même qu'elles ne soient pas plus fortes.

5° Enfin, la série d'années qui a servi de base aux calculs a-t-elle été bien choisie? L'auteur lui-même paraît avoir quelques doutes à ce sujet, car il distrait de la liste des délinquants de l'est 53 personnes poursuivies pour délits politiques. Si cette suppression a eu lieu, c'est que, *de fait*, dit-il, *ces sortes de délits sont le produit accidentel de certaines époques d'effervescence momentanée, de réaction fébrile ou de transports frénétiques, et par cela même ils n'impliquent rien contre les habitudes morales des populations au sein desquelles ils sont commis* (p. 42). Ce ne sont pas seulement les délits politiques qui auraient dû être biffés, mais les trois dernières années dans leur entier, car, pour bien juger d'une chose, il faut la voir dans son état normal, et tel n'était pas, à ce qu'il paraît, celui de l'arrondissement de Florac à l'époque susdite. — Si donc on fait abstraction de 1849, 1850 et 1851, voici ce que l'on trouve pour les neuf autres années.

	CRIMES.			CRIMINELS.		
	Total général	Moyenne annuelle	Nombre d'habitants pour 1 crime.	Total général	Moyenne annuelle	Nombre d'habitants p^r 1 criminel.
Ouest :	9	1 »	11,429	10	1,111	10,287
Centre :	8	» 889	10,376	8	» 889	10,376
Est :	20	2,222	9,547	27	3 »	6,923

	DÉLITS.			DÉLINQUANTS.		
	Total général	Moyenne annuelle	Nombre d'habitants pour 1 délit.	Total général	Moyenne annuelle	Nombre d'habitants p^r 1 délinquant.
Ouest :	28	3,111	3,673	43	4,778	2,392
Centre :	13	1,445	6,384	13	1,445	6,384
Est :	39	4,334	4,792	42	4,667	4,450

Nota. — Il n'a pas été possible de comprendre les filles-mères dans ce tableau, le nombre n'en étant point indiqué, année par année, dans *Florac*.

Ainsi, en outre des considérations qui précèdent, voilà des chiffres qui ont aussi leur éloquence. Toutefois, nous ne tirerons de ce fait aucune conséquence, car une revue rétrospective n'embrassant qu'une période de neuf ou douze années, ne semble pas suffisante pour se prononcer en pareille matière.

Dans une question aussi délicate, l'abstension, selon nous, est préférable à un examen incomplet.

Il est aussi trois autres motifs pour lesquels nous n'aimerions pas à voir les conseils de salubrité suivre, sous ce rapport, la marche tracée par l'auteur de *Florac :*

1° Parce qu'une enquête de ce genre, quel qu'en soit le résultat, est tout au moins inutile, la religion, moins encore que la philosophie, ne pouvant être responsable ni du mal qui se commet, ni du bien qui ne se fait pas;

2° Parce que de telles discussions, de semblables statistiques finiraient par devenir la source de déplorables dissensions. En effet, si les Conseils d'hygiène ont le droit de se livrer à ce genre de recherches, on ne manquera pas de leur adresser cette question : mais ces criminels, par exemple, dont vous donnez la liste, fréquentaient-ils au moins les églises, les temples? C'est-à-dire qu'on ne manquerait pas de nous répondre par des statistiques d'un autre genre dans lesquelles on lirait : *section des indifférents, section des irréligieux, section des athées.* Or, trop souvent déjà, soit en politique, soit en toute autre matière, parmi les détracteurs comme parmi les représentants d'une opinion, d'une idée, d'un principe, on ne sait pas assez se maintenir dans de sages et justes limites, pour que les Conseils d'hygiène s'exposent à augmenter le nombre de ces fautes et ne restent pas dans leurs attributions.

Jusqu'à présent nous n'avons envisagé qu'une partie des conclusions relatives à la digression dont il s'agit; l'auteur ajoute : « les deux religions qu'on y pratique » (dans l'est et dans l'ouest) « n'ont pas d'influence marquée sur la moralité de ces populations » (p. 42).

Pourquoi l'auteur a-t-il conclu ainsi? nous avouons n'avoir pu nous en rendre compte. Est-ce parce que la perfection ne se trouve pas dans l'arrondissement de Florac? Une telle exigence serait trop incompréhensible pour qu'on la suppose à personne, à un moraliste surtout. S'y commettrait-il plus de crimes qu'il y a 25 ou 50 ans? Ce parallèle des deux époques ne prouverait rien encore, et n'a pas, d'ailleurs, été établi. Serait-ce, d'après le reproche adressé (p. 39), parce que la *crinoline* n'y aurait pas encore pénétré? Hélas! que ferait la mode sur un sol aussi ingrat, dans un pays si pauvre, où une partie de la population n'a que de l'eau plus ou moins bien conservée pour boisson, et pas toujours à satiété? Ne pourrait-on même pas craindre qu'en abandonnant sa simplicité primitive, elle ne quittât aussi ses montagnes? Serait-ce encore parce qu'elle ne se montre pas assez désireuse de sortir de son état d'ignorance; parce que les enfants ne fréquentent peut-être pas assez les écoles? Un tel état de choses est assurément très-regrettable, et les efforts de chacun doivent tendre à le faire disparaître, car la religion et l'école sont assurément la vraie source du bonheur; mais cela ne s'explique que trop et tient souvent beaucoup moins à l'insouciance du pauvre qu'à une autre cause. Il n'est pas un membre de l'Université, pas un délégué pour l'instruction primaire, qui ne convienne que partout, en général, la fréquentation des classes est en raison de l'aisance qui existe dans la commune. C'est, qu'en effet, l'instruction a beau être gratuite pour l'indigent, il y a avant tout les besoins de l'existence auxquels il faut pourvoir.

Après avoir ainsi cherché en vain, nous nous sommes fait alors cette question : mais si « la population de l'arrondissement de Florac est opiniâtrement et admirablement active et laborieuse (p. 26 et 27); si elle sait se résigner à sa dure position, et se montrer même aussi joviale que les peuples les plus heureux de la terre et les mieux favorisés sous le rapport du bien-être et de la fortune (p. 31); si elle aime son pays (p. 31)); si elle est sobre, économe (p. 32) et surtout morale» (p. 33); — et si cependant, aujourd'hui comme par le passé, « elle se soucie fort peu de l'intelligence » (p. 39) et par conséquent des écoles, où donc alors a-t-elle acquis les vertus qu'elle possède?..

Florac en trouve la source, non dans la religion même, comme il serait naturel de le supposer, mais dans l'antagonisme qu'entretiennent les deux cultes et que, dès lors, il faut bien se garder de détruire (p. 42).

Une telle opinion paraîtra sans doute étrange? Qu'on encourage l'émulation, cela se comprend, et c'est même un devoir, car l'émulation est une vertu; mais il importe au contraire de détruire l'antagonisme partout où il existe, de le transformer en un sentiment louable. L'antagonisme met la haine dans le cœur, égare la raison et nous rend aveugles, injustes et méchants : c'est une basse passion que réprouvent la religion et la morale, et qui n'est plus possible en France, foyer de la civilisation, du dévouement et des nobles inspirations. Du reste, telle est aussi la pensée de l'auteur; seulement elle n'est point ici complète, mais nous la trouvons entière dans ce paragraphe relatif aux mœurs floracoises, envisagées d'une manière générale (p. 32). « Il importerait, toutefois, au point de vue de la morale, et tout en conservant cet antagonisme qui a son bon côté, ainsi qu'on le verra tout à l'heure, d'extirper de leur âme ce mauvais levain qui, de temps en temps, soulève encore quelques guerres intestines. Ce résultat, est-il dit encore, sera facilement obtenu si les personnes intelligentes veulent donner l'exemple, soit dans leurs relations entre elles, soit dans leur rapport avec les autres habitants. »

Revenons à l'hygiène.

CHAPITRE II.

Article 1er. — **Nature du sol et de ses productions** (moins les plantes médicinales).

Toul. — (*Topographie médicale,* p. 25, 26 - 31. — Voir aussi notre *Esquisse géologique de l'arrondissement de Toul*).

Florac. — L'examen de la question qui précède occupe treize pages, soit le huitième de l'ouvrage (y compris même les feuilles spécimen d'inspection), quand la première partie de l'article 1er de ce chapitre en prend à peine deux, car on y rappelle un tableau qui a déjà figuré précédemment. Et cependant, la misère de ces populations tient surtout à la nature du sol !

Aussi une digression sur les moyens de rendre plus productives les terres du pays dont on s'occupe, de les transformer même, comme cela s'est vu chez nous, entre Nancy et Toul, à la poste de Velaine qui, toutefois, s'est trouvée dans des conditions exceptionnelles ; quelques mots sur les prairies artificielles qui exercent peu à peu une si grande influence sur notre *haie* (terrains de pierrailles), en particulier aux Saizerais, aux

Tramont, à Mamey, etc.; quelques considérations sur les bons effets du drainage, s'il s'agit d'un sol argileux; quelques lignes sur l'élevage du bétail, la sériciculture, sur l'importance des comices agricoles — s'il n'en existe pas dans la localité — ou sur la nécessité de seconder ses efforts si déjà il fonctionne; quelques vues enfin sur des institutions utiles aux enfants au triple point de vue du bien être physique, intellectuel et moral, comme celle, par exemple, que couronnait l'an dernier le comice agricole de Saint-Dié, autre pays de montagnes (*Annales de la Charité*, octobre 1856). Une telle digression, disons-nous, dans un ouvrage ayant surtout en vue les intérêts matériels d'une population — et en admettant qu'on veuille sortir de son sujet, — serait assurément préférable à celle qui précède.

La première partie de l'art. 1er (chapitre II) concerne exclusivement la ville de Florac; en nous y arrêtant ce serait revenir sur ce qui a été dit. Quant aux productions naturelles et aux végétaux cultivés dont on donne la liste, ils appartiennent à tout l'arrondissement et consistent en céréales, pommes de terre, légumes divers, mûriers, châtaigniers, pruniers, noyers (dont on tire de la bonne huile) et autres arbres fruitiers; vigne; plantes fourragères (prairies naturelle et artificielle); miel, cantharides; viande de boucherie d'excellente qualité; gibier et truite très-estimée.

Productions médicinales.

Toul. — (*Topographie médicale*, p. 28, 29, et *Flore de Lorraine*).

Florac. — A l'énumération précédente succède la liste des plantes officinales qui y sont cultivées ou qui viennent spontanément dans les environs de cette ville ; elles y sont classées d'après leurs propriétés.

Une telle liste, comme du reste l'auteur le reconnaît lui-même, importe plus à la médecine proprement dite qu'à l'hygiène, et, par conséquent, à un Conseil de salubrité, dont la mission principale est de signaler à l'homme tout ce qui peut devenir nuisible à la santé. Loin de nous toutefois la pensée de la croire inutile dans un ouvrage d'hygiène ; mais elle devrait être suivie de celle des substances vénéneuses qui croissent dans le pays dont on s'occupe, et de quelques considérations à ce sujet. En opérant ainsi partout, on finirait, bien certainement, par diminuer le nombre des accidents qui se produisent chaque année avec les champignons, la belladone, la petite ciguë, les semences de jusquiame, etc.

Il importe aussi que cette liste soit complète, et celle de Florac, bien qu'assez étendue, ne l'est cependant pas. Ainsi, quand les végétaux d'un emploi peu fréquent y figurent, il en est d'autres d'un usage plus journalier, du moins dans nos contrées, qui sont omis, lorsque probablement ils se trouvent dans l'arrondissement de Florac, comme cela semble résulter des renseignements qu'a bien voulu nous fournir M. Godron, doyen de la Faculté des sciences de Nancy, et auteur d'un ouvrage si justement estimé des botanistes (1). Voici le nom de quelques-unes :

Arnica (Arnica montana L.). Abonde dans les montagnes siliceuses et vraisemblablement dans l'arrondissement de Florac.

Bardane (Arctium lappa). Dans toute la France.

Camomille puante (Anthemis Cotula. L.). Dans toute la France.

Capillaire commun (Adianthum capillus veneris). A Meyrueis.

Grande consoude (Symphytum officinale). Dans toute la France.

Houblon (Humulus lupulus. L.) Spontané dans toute la France.

Mélilot (Mélilotus officinalis. L.)

Nerprun (Rhamnus Catharticus. L.). Commun dans la Lozère.

Patience .... racine des grands Rumex. Dans toute la France.

Etc., etc.

(1) *Flore Française,* par MM. Godron, doyen de la Faculté des sciences de Nancy, et Grenier, professeur à la Faculté des sciences de Besançon.

Article 2. — **Eaux.**

Toul. — *Topographie médicale*, p. 19-23, 25, 31, 32, 48-51).

Florac. — Dans cet article l'auteur revient d'une manière un peu plus spéciale sur la question des eaux. Il commence ainsi : « A part les Causses, toutes les autres parties de la Lozère sont aussi riches en eaux qu'elles sont pauvres en terres. Chaque revers de montagne offre une ou plusieurs sources; chaque ravin a son ruisseau, et chaque vallée, sa rivière » (p. 53). Leur extrême limpidité fait naître la soif et le désir de boire; elles sont très-agréables, d'une digestion facile et propres à la cuisson des légumes. C'est ce qui résulte de l'ensemble de leurs caractères physiques. Quant à l'analyse chimique, elle n'était pas encore terminée au moment de la publication du Mémoire.

Les deux sources qui servent aux besoins usuels de la ville sont toujours très-claires et potables à leur origine, et cependant les fontaines de cette commune présentent le même phénomène qu'à Toul, c'est-à-dire qu'il en est une (celle de Brioude) qui, comme celle de la porte de France est de beaucoup préférée, constamment fraîche et ne se trouble jamais; tandis que les autres deviennent jaunâtres après de longues pluies ou par des temps d'orages. Cet accident paraît être dû à la même cause qu'ici, c'est-à-dire à la suivante : La fontaine Brioude n'étant pour ainsi dire que la source elle-même enfermée dans un bassin d'où l'eau jaillit à l'extérieur à l'aide d'un robinet, n'est pas assujettie aux perturbations du dehors ; les autres, au contraire, empruntent leurs eaux à une source assez éloignée (celle de Bibron) et cela, par l'intermédiaire de nouveaux réservoirs, d'écoutes et de canaux de distribution, d'où il résulte toujours, malgré les précautions prises, des infiltrations d'eaux pluviales. — L'auteur a donné un certain développement à l'examen de cette particularité, non-seulement pour rechercher la cause du trouble des eaux, mais pour s'assurer encore si les deux sources émanent du même point central. Son opinion est qu'elles proviennent du même terrain : toutefois le fait n'a pas été constaté géologiquement et dès lors n'est réellement pas résolu. Si l'eau de Biberon se troublait à l'endroit d'où elle sourde, il en résulterait qu'assez probablement celle de Brioude a une origine différente ; mais de ce que l'une et l'autre restent limpides, s'en suit-il qu'elles soient identiques, quant à la provenance? Elles peuvent l'être assurément ; mais il faut en chercher la preuve ailleurs que dans cette coïncidence. A Toul, l'eau de la porte de France, dont il a été question tout à l'heure, est fournie par l'alluvion diluvienne, tandis que celle des autres fontaines résulte des infiltrations à travers le coral-rag, le calcareous-grit, et les éboulis qui recouvrent le sol. — De ce seul fait encore que la source de Biberon ne change pas à son point de départ, il ne devait exister aucun doute sur la cause de sa coloration pendant une pluie d'orage, et l'auteur n'aurait certes pas donné une si grande importance aux diverses particularités ci-dessus, sans le motif très-louable qui le dirigeait : celui de savoir s'il y avait lieu de recommander l'usage de l'une des deux sources plutôt que de l'autre. Cette question n'a pas été entièrement résolue, l'analyse chimique n'étant pas terminée; mais les caractères physiques n'établissent aucune différence. — Cette analyse fera également connaître la composition d'eaux minérales gazeuses qui existent sur le territoire de la commune de Florac.

Les eaux, si abondantes en tous temps dans la Lozère, y prennent un développement considérable par les temps de fortes pluies. Malgré cela, les ruisseaux et les rivières n'y produisent pas d'inondations redoutables, à cause de la proximité de leurs sources, de la rapidité des courants et du profond encaissement de leur lit.

Comme dans les Vosges, l'agriculture a su tirer parti des eaux et donne, à ce sujet, un très-bel exemple (1) :

(1) La Meurthe est moins avancée dans la voie des irrigations; mais des projets importants sont à l'étude, et l'autorité porte à cette question, le plus vif intérêt, ainsi que cela résulte du discours de M. le Préfet à la dernière distribution annuelle des prix de la Société d'agriculture à Nancy. — (Note du 17 mai 1858.)

« Le moindre filet devient pour elle une source d'abondance, et par un système d'irrigation des plus simples, elle sait produire des prairies arrosables à toutes les hauteurs. Mais par contre, l'industrie n'a pas su les apprécier à leur juste valeur, et c'est à peine si on voit çà et là quelques modestes moulins à blé et quelques foulons indigents. »

Une énumération succinte de ce qu'ont su entreprendre, sous le rapport industriel, d'autres contrées dans la même position que l'arrondissement de Florac, eût bien trouvé sa place à la suite des lignes qui précèdent ; — l'auteur ne s'astreignant point à rester dans le domaine hygiénique, « et le manque d'ouvrage, pendant l'hiver, étant une des causes principales de la misère des habitants (p. 33). Il met néanmoins à profit l'extrême abondance de la source de Biberon ou de Florac, pour démontrer — et c'est là encore une excellente pensée — de quelle importance serait en cette ville « un établissement modèle de bains et de lavoirs publics, » dans un moment surtout où il serait possible d'obtenir le concours de l'administration. Il cite, à ce sujet, la loi du 3 février 1851, le décret du 3 janvier 1852, et quelques passages de l'exposé des motifs qui les accompagne, afin de faire mieux ressortir l'utilité de cet appel et l'intérêt que le gouvernement porte à ces institutions de haute et saine philantropie. Il donne aussi, dans le même but, un extrait des Annales d'hygiène, puis il indique les moyens de satisfaire aux exigences de la loi précitée et d'arriver à ce que cet établissement, quant « aux frais d'entretien et de consommation, » ne soit pas une charge pour la commune (p. 58).

CHAPITRE III.

Article 1er. — Observations météorologiques et constitution médicale.

TOUL. — (*Topographie médicale*, p. 12, 13, 33-48, 54-58, 70 à 166.)

FLORAC. — *Florac* n'est pas seulement un ouvrage scientifique, c'est encore une œuvre littéraire : on y trouve une certaine recherche dans le style, de l'élégance même; les pages 66 et 67 en sont la preuve : disons tout de suite à quel propos.

Dans un pays de hautes montagnes et de vallées où les sources, les cours d'eaux sont si multipliés et si rapides, on doit nécessairement s'attendre à trouver de l'humidité dans l'atmosphère, par conséquent des brouillards et des pluies abondantes. C'est ce qui existe dans la Lozère. A Florac, comme ailleurs, pour nous servir de l'expression vulgaire, tantôt le brouillard tombe, et si pendant ce temps-là on gravit une hauteur, il arrive un moment où l'on se trouve sous un ciel pur quand, à ses pieds, tout n'est que vapeurs; tantôt il monte, et alors, au contraire, la partie supérieure des coteaux est comme au milieu d'un nuage, lorsque la vallée est dégagée; mais le temps y est sombre, couvert et souvent le brouillard se résout en pluie; tantôt enfin la brume envahit tout, base et sommet des montagnes, et alors c'est en vain qu'on chercherait à sortir de ce milieu qui vous pénètre, vous glace et vous oppresse, partout on rencontrerait ce voile souvent si épais qu'il nous laisse à peine quelques mètres d'horizon. — C'est la description de ces phénomènes qui a donné lieu aux deux belles pages dont nous avons parlé; mais sous le rapport hygiénique elles pourraient, ce nous semble, être plus utilement remplies.

Le chapitre III contient encore une innovation. Afin de ne pas laisser se perpétuer une *erreur* qui lui semble exister et « qui consiste à croire que tous les lieux se trouvant à une certaine élévation au-dessus du niveau de la mer, doivent être considérés comme présentant toutes les conditions hygiéniques des terrains secs et élevés, telles qu'elles sont généralement indiquées dans les auteurs d'hygiène » (p. 64).

Et attendu encore « que dans les contrées élevées,

l'humidité ne provient pas de la même source et ne produit point les mêmes effets que dans les contrées basses » (p. 64), l'auteur n'emploie pas les expressions de *terrains de montagnes*, *terrains de plaines*, et il propose de rapporter tous les sols à l'un de ces deux types :

Terrain élevé	humide. sec.	Terrain bas	humide. sec.

Cette classification ne semblera sans doute pas justifiée. Ainsi,

1° Est-il réellement une seule personne, ayant surtout un peu d'instruction, qui doute de l'existence d'endroits humides, à des altitudes même assez considérables ;

2° Entre les sols élevés et les terrains bas, il y a nécessairement des intermédiaires, dont le climat souvent est mixte, d'où il résulterait la nécessité d'établir ces autres types : terrain *sous-moyen*, *moyen*, *sur-moyen*, etc. ;

3° Est-ce seulement sur le littoral méditerranéen ou sur les rives de l'Atlantique qu'on rencontre des terres fongeuses, des marécages? Les hautes *fagnes* ou *fanges* de l'Ardenne, sortes de vastes *Causses*, couvertes d'eau stagnante, surtout celles de Mont-Joie, situées entre la Belgique et la Prusse, prouvent assez que non. L'altitude de ces dernières est de 695 mètres (1er volume annexé à la carte géologique de France,

p. 243, 244 et 245), quand la ville de Florac n'est pas même à 600 mètres. — Par contre, un sol pour ainsi dire au niveau de la mer n'est point toujours miasmatique : le rapportera-t-on néanmoins à la catégorie des terrains élevés ?

Donc, si la simple désignation de *terrains de montagnes, terrains de plaines*, n'est pas exempte de reproches; celle de *Florac* n'en renferme pas moins. A l'exposé de cette classification succède la question du climat, et, sous ce rapport, l'analyse qui va suivre n'est, dans certains passages, que la reproduction presque textuelle du livre même.

Les Causses et le sommet des Cévennes et de la Lozère jouissent du climat des terrains secs et élevés. Quant aux vallées ou à la partie basse des montagnes, c'est presque tout le contraire : elles sont cependant à 5 ou 600 mètres au-dessus du niveau de la mer ; mais par suite de l'abondance des eaux, l'humidité y est considérable. Ce n'est point, toutefois, l'humidité tiède, nauséeuse et miasmatique des plaines du midi de la France, ni des côtes baignées par l'Océan, comme dans la Vendée et la Charente-Inférieure. C'est une humidité froide, pénétrante et quelquefois glaciale, particulière aux montagnes, mais que n'accompagnent pas les prédispositions au goître, à l'imbécillité et au crétinisme, comme dans certaines vallées des Alpes, la Maurienne en Savoie et le Valais en Suisse : elle n'engendre pas non plus de fièvres intermittentes, mais elle produit quelques autres affections. Enfin, comme nous l'avons déjà dit, elle donne lieu à de nombreux et épais brouillards, ainsi qu'à des pluies fréquentes.

Tel est le climat de l'arrondissement de Florac pendant six à huit mois. C'est dire que l'hiver y est généralement sombre, humide et pluvieux. L'été occupe le reste de l'année, car le printemps et l'automne sont d'une brièveté remarquable : souvent même on passe brusquement de l'hiver à l'été, et réciproquement. La température de ce dernier est excessivement tempérée; les fortes chaleurs et la saison des bains de rivière ne durent pas plus de quinze jours à un mois. De plus, les matinées et les soirées sont constamment fraîches; aussi serait-il prudent de se vêtir toujours convenablement, et même de suivre l'exemple des montagnards et autres habitants de la campagne qui ne quittent jamais leurs vêtements de laine, et dont le costume d'été ne diffère de celui de la mauvaise saison que par l'absence du gilet tricoté. — Les vents qui règnent dans la vallée de Florac sont ceux du midi, du nord-ouest et du nord : celui-ci donne lieu au beau temps en été et au froid en hiver; les deux autres amènent la pluie.

Voici l'énumération des maladies les plus communes : elles sont en rapport avec les conditions météorologiques, et dès lors celles-ci exercent aussi une fâcheuse influence sur leur traitement en général et sur celui des affections chroniques en particulier. — Ces maladies sont : les scrofules, le coryza, l'angine gutturale, les affections de poitrine, les fièvres typhoïdes, les irritations gastriques, la dyssenterie, les affections rhumatismales, etc. Il est à regretter que cette liste ne soit pas suivie de quelques conseils généraux, surtout en ce qui concerne la manière d'élever les enfants, puisqu'il paraît que les scrofules et les autres maladies du système lymphatique sont les plus nombreuses, à moins cependant que *Florac* ne s'adresse pas au public et soit destiné seulement aux administrations et aux hommes de l'art ; mais nous trouvons la preuve du contraire dans la dédicace qui a pour titre *à mes concitoyens*.

L'article 1er se termine par un vœu déjà émis sur bien d'autres points : celui d'avoir une sorte d'observatoire dans chaque arrondissement de France. Ce sera chose, sinon impossible, au moins difficile à réaliser ; mais il serait important qu'il en existât au moins un par département, et, à cet égard, celui de la Meurthe ne laisse rien à désirer. Ainsi,

1° La Faculté des sciences et l'Ecole normale ont chacune le leur, et ils fonctionnent de la manière la plus satisfaisante (1).

2° Depuis à peu près 1842, une des célébrités mé-

(1) Toutes les écoles normales du ressort de l'Académie de Nancy sont également pourvues d'un petit observatoire.

dicales de Nancy, M. Simonin père, directeur honoraire de l'Ecole de médecine, publie annuellement un résumé où sont inscrits, jour par jour, les faits météorologiques et médicaux qui se sont passés dans cette ville et, autant que possible, ceux qui se sont produits dans le reste du département.

Certes, de pareilles observations faites par arrondissement seraient infiniment préférables, mais on devrait déjà s'estimer bien heureux de les rencontrer dans tous les départements. Elles ne pourraient manquer de produire d'excellents résultats, en les combinant avec les rapports annuels des Conseils d'hygiène et autres travaux individuels du même genre; comme à Nancy, par exemple, les recherches mensuelles de M. Winter, médecin du bureau de bienfaisance, sur la constitution médicale et le mouvement de la population de cette ville.

Article 2. — **Rues.**

Toul. — Rues et établissements publics (*Topographie médicale*, p. 14 à 18).

Florac. — L'article 2 est un appendice aux feuilles d'inspection; c'est un memento très-utile des améliorations faites ou à faire sur la voie publique. Les rues y sont ensuite classées non-seulement en deux catégories, *les plus salubres et celles qui exigent plus par-*

ticulièrement l'attention de l'autorité, mais par numéro d'ordre, selon les besoins de chacune (p. 71, 72 et 73); c'est là une précaution sage. Les améliorations sanitaires à exécuter dans une commune peuvent être nombreuses et dépasser de beaucoup ses ressources; et cependant le devoir d'un Conseil d'hygiène est de les signaler toutes dans un travail d'ensemble. Mais en les classant par degré d'urgence, il est sûr que peu à peu elles se réaliseront, tandis qu'autrement il s'expose à ce que cet appel à la sollicitude de l'administration et des municipalités reste une lettre morte.

Article 3. — **Maisons ou habitations.**

Toul. — (*Topographie médicale*, p. 13.)

Florac. — L'article 3 est aux habitations ce que celui qui précède est à la voie publique. C'est de la véritable hygiène, c'est un résumé des feuilles d'inspection, mais qui n'a pas la froideur des chiffres, d'une simple énumération ; c'est un tableau saisissant des causes d'insalubrité non climatériques et qui ne peut manquer d'avoir une salutaire influence sur le bon vouloir d'une population, surtout quand elle voit que de cette bonne volonté dépend la diminution du nombre des victimes de la mort.

Il y a cependant une mesure au sujet de laquelle tout le monde ne partagera pas la manière de voir de l'auteur ; c'est en ce qui concerne la suppression pure et simple des porcheries. Qu'une administration exige beaucoup de propreté dans les étables; qu'elle ne souffre pas d'animaux ni d'immondices dans les caves ou autres lieux non aérés; qu'elle prescrive l'enlèvement des fumiers de l'intérieur des cours à des époques assez rapprochées et déterminées; elle le peut et c'est son devoir; mais elle cherchera aussi, et avec raison, à concilier les exigences de l'hygiène avec les intérêts de l'économie domestique et commerciale.

En terminant cet article, l'auteur déplore qu'il n'y ait pas d'hôpital à Florac. C'est là, en effet, une bien grande privation dans une ville (1), surtout dans des années comme celles que nous traversons; nous pouvons en juger par les avantages que nous procure chaque jour notre hospice. Mais ce n'est pas le seul

(1) Nous dirons *ville* et non pas *commune*, parce que bien peu de localités dans les campagnes possèdent ou sont appelées à avoir un hospice. Mais le gouvernement a cherché à y pourvoir, autant que possible, par deux institutions des plus utiles : *les bureaux de bienfaisance et la médecine cantonale*. Cette dernière, de création toute récente et qui a déjà produit de si bons résultats par suite du zèle des médecins qui en sont chargés, ne peut manquer de progresser encore, grâce à l'intérêt tout particulier que lui porte le premier magistrat de notre département. — La loi du 7 août 1851, la sollicitude et les secours accordés aux institutions charitables, publiques ou privées, etc., etc., sont aussi autant de moyens que l'État met en œuvre dans le même but.

vœu qu'il y ait lieu de faire à Florac et qui soit à Toul passé à l'état de fait (p. 70 et 71). Depuis le Mémoire du docteur Leclerc de notables changements ont eu lieu, et les améliorations qui restent encore à effectuer et sur lesquelles le conseil d'hygiène a appelé l'attention de l'autorité locale, se réalise peu à peu, selon les ressources de la ville.

CHAPITRE IV.

Statistique proprement dite.

Comme les précédents, le chapitre IV renferme des appréciations; mais on y trouve surtout des chiffres. Ceux-ci paraissent irréfutables comme tout calcul exact et qui résulte de recherches consciencieuses : ils embrassent les quatre dénombrements qui ont eu lieu de 1831 à 1851. Quant aux inductions qui les suivent, nous ne partagerons point toujours l'avis de l'auteur; et, pour justifier notre opinion, il nous faudra également recourir à des chiffres. Ceux que nous donnons concernent surtout notre localité, et proviennent des registres de l'état civil ou autres documents administratifs que M. le Sous-Préfet, M. le Président du tribunal, M. le maire de Toul et M. le Procureur impérial ont si obligeamment mis à notre disposition.

Nous commencerons le chapitre IV, en résumant, d'après l'*Annuaire du bureau des longitudes*, les principales lois qui président au mouvement de la population en France.

Lois principales du mouvement de la population en France.

Elles sont basées sur trente-huit années d'observations, à partir de 1817 ; mais dans les appréciations relatives à la ville et à l'arrondissement de Toul, nous prendrons seulement pour terme de comparaison, la dernière partie de cette période : elle se compose de 16 années et commence à 1839, c'est-à-dire à l'époque depuis laquelle les morts-nés ne figurent plus parmi les décès. De cette manière, les calculs seront plus exacts.

1° *Population générale* (Pour chaque année en particulier, voir le tableau X).

1817 à 1857.........	33,422,706	habitants.
1817 à 1855.........	33,286,336	—
1839 à 1855.........	35,172,002	—

De 1820 à 1857, il y a eu une augmentation totale de 5,588,177 habitants. Cet accroissement est dû surtout aux causes suivantes : cessation des grandes luttes de 1792 à 1814 ; influence de la vaccine ; bien-être plus général ; soins plus particuliers pour la salubrité des communes et des habitations ; etc.

Voyons maintenant quelle a été la part des naissances dans ce résultat et quelle influence ces diverses causes ont exercée sur notre existence.

2° *Naissances.*

		Total.
Garçons........	18,907,151	36,732,277
Filles..........	17,825,126	
Différence.....	1,082,025 ou par année 28,475.	

	Moyenne annuelle.
1817 à 1825.......	961,145
1839 à 1855.......	964,188
1817 à 1855.......	966,639

Rapport des naissances avec le chiffre de la population.

D'après les moyennes ci-dessus, il y a donc bien eu accroissement ; mais l'augmentation est loin d'être proportionnelle au chiffre de la population, comme cela résulte du tableau ci-dessous :

De 1817 à 1825 on cte une nais. sur		31.8	habitants.
De 1839 à 1855	1	36.47	—
De 1847 à 1855	1	37.4	—
De 1817 à 1855	1	34,4	—

D'où il résulte que si les naissances s'étaient toujours produites dans la même proportion que de 1817 à 1825, la population aurait pris encore bien plus de développement; — mais que loin d'avoir eu ce résultat, elles n'expliquent pas même, à elles seules, le chiffre de 33 millions; — et que depuis 1817 elles diminuent notablement.

Disproportion dans les naissances des deux sexes.

Chaque année, durant cette période de trente-huit ans, le nombre des naissances de filles a été inférieur à celui des garçons; mais la différence va en décroissant, à mesure qu'on s'éloigne de 1817, dans les proportions suivantes :

Rapport des naissances des deux sexes.

De 1817 à 1825......	1.0654
De 1847 à 1855......	1.0546
De 1817 à 1855......	1.0607

La disproportion est comme les nombres 17 et 16; c'est-à-dire que la quantité de naissances annuelles des garçons dépasse de 1[16 celle des filles.

3° *Décès.*

S'il y a moins de naissances aujourd'hui qu'autrefois, et si le nombre des nouveau-nés compte plus de garçons que de filles; d'autre part, il y a moins de décès, et la mortalité est un peu moins grande dans le sexe féminin que dans le sexe masculin.

Moyenne annuelle des décès.

1817 à 1855.

Hommes. . .	410,999	816,638	soit 1 décès p^r 40.75 habit.
Femmes. . .	405,639		

1839 à 1855.

830,408 { soit 1 décès pour 42.35 habit.

En d'autres termes, il y a, en moyenne, 71 décès masculins pour 70 décès féminins.— Quant aux décès, dans leur ensemble, on n'en compte que 1 sur 41 habitants, et non-seulement il y a eu amélioration sous ce rapport, mais la limite de notre existence se trouve aussi reculée ; et cela, d'une manière sensible, car il s'agit de 8 ans 1[2. Ainsi, d'après les tables de Duvillard, la durée moyenne de la vie, avant 1792, était de 28 ans 3[4 ; depuis cette époque elle a suivi à peu près le rapport de la population aux naissances ; de sorte qu'elle est aujourd'hui de 37 ans 4 mois. Voici le tableau approximatif des diverses progressions qu'elle a suivies :

1790.........	28 ans 9 mois.
1817.........	31 — 8 —
1834.........	34 — 4 —
1839 à 1855...	36 — 6 —
1854.........	37 — 4 —

Ce résultat est attribué, comme nous l'avons déjà dit, à l'introduction de la vaccine, à l'amélioration de notre hygiène et à l'aisance qui a pénétré partout.

4° *Mariages et morts-nés* (moyenne annuelle).

	mariages	soit 1 pour	morts-nés
1839 à 1855...	279,507	126 hab.	31,517
1817 à 1855...	260,610	127 —	»

5° *Rapport entre les éléments annuels de la population.*

Il y a en France

de 1817 à 1855

100 naissances pour... 84 décès.

100 décès pour....... 118 naissances.

100 mariages pour.... 344 nais. légitimes.

de 1839 à 1855

100 naissances pour.... 86.12 décès.

100 — — 3.27 morts-nés.

100 décès pour........ 116.11 naissances.

Défalcation faite de la différence qui existe entre les décès des deux sexes, les naissances des garçons excèdent, en moyenne annuelle, de 23,115, celles des filles. Néanmoins les statistiques quinquennales accusent plus de femmes que d'hommes : nous reviendrons plus loin sur ce sujet.

Après avoir rappelé les principales lois du mouvement de la population en France, nous allons procéder à l'examen des diverses parties du chapitre IV.

Groupe A. — *Mouvement de la population.*

Jusqu'à la fin de 1851, la population de Florac a

augmenté bien plus, en proportion, que celle de tant d'autres communes. Ainsi, de 2,170 habitants, elle s'est élevée à 2,331, et, d'après le nombre des naissances, comparé à celui des décès, elle aurait même dû être de 2,376. Cette différence qui, déjà à cette époque, semblait à l'auteur une tendance aux émigrations (mais pour d'autres communes seulement), était loin d'avoir l'importance de celle que va probablement constater, pour nos contrées, le recensement de 1856 et dont on se préoccupe assez vivement. Aussi avons nous cru bien faire en recherchant quelle part l'état sanitaire a pu avoir dans ce résultat.

L'arrondissement de Toul qui, en 1851, comptait 68,160 habitants (y compris la garnison de Toul), n'en renferme plus, en 1856, que 62,096 (garnison comprise).—La ville de Toul entre dans ces nombres pour les chiffres suivants que nous rapprocherons aussi de ceux des recensements de 1841 et de 1846.

TABLEAU A. — VILLE DE TOUL.

Population municipale, y compris l'hospice civil.

	ménages	nombre d'habitants	
1841..	2,130	7,188	(population municipale : 7,037)
1846..	2,264	7,305	(— — 7,158)
1851..	2,298	7,433	(— — 7,271)
1856..	2,198	6,764	(— — 6,659)

A ce tableau, ajoutons en un autre qui sera également utile tout à l'heure.

TABLEAU B. — VILLE DE TOUL (v).

Naissances, mariages et décès, par périodes quinquennales.

1842-1846.

années	naissances	mariages	décès civils (x)	décès (y)	décès militaires	décès transcriptions
1842...	184	53	231	8	16	4
1843...	169	62	212	((14))	16	7
1844...	161	73	186	(20)	4	7
1845...	176	61	175	12	4	5
1846...	194	57	189	4	9	4
Total..	884	306	993	58	49	27

1847 - 1851.

années	naissances	mariages	décès civils (x)	décès (y)	décès militaires	décès transcriptions
1847...	156	46	205	14	16	8
1848...	158	69	251	(24)	21	7
1849...	185	51	157	23	22	4
1850...	205	67	164	16	11	11
1851...	183	50	174	((20))	16	10
Total..	887	283	951	97	86	40

Proportion à laquelle auraient dû s'élever ces totaux, par rapport à ceux de la période précédente :

889	311	1010	59

(v) Depuis le 19 décembre 1856, date de ce Mémoire, le tableau B et plusieurs autres ont été modifiés, par suite du supplément, et il a été possible d'étendre les recherches à 1857. (Note du 15 janvier 1858.)

(x) C'est la mortalité totale, moins les militaires et les transcriptions.—Cette première colonne concerne les décès après la déclaration de naissance, et la seconde, ou colonne (y), est relative aux morts-nés et aux morts en naissant. Le signe ( ) indique que dans les chiffres qui y sont inscrits figurent 2 jumeaux, et le signe [ ] ou * qu'il y en a 4.

1852 - 1856.

années	naissances	mariages	décès civils (x)	(y)	militaires	transcriptions
1852...	174	62	184	12	2	10
1853...	181	58	205	22	6	6
1854...	156	53	289	17	29	12
1855...	144	55	161	13	21	11
1856...	163	54	155	9	15	17
Total..	818	282	994	73	73	56

Moins les décès cholériques 902

Proportion à laquelle auraient dû s'élever ces totaux, par rapport à ceux de la période précédente :

854 273 916 93

1857 - 1861.

1857...	149	48	143	((14))	10	6

Total général des 16 années : 2,738 naissances, 919 mariages; 3,081 décès civils, 242 morts-nés, 218 décès militaires, et 129 transcriptions.

Chiffre moyen de la population pendant les 16 années ci-dessus (z).

1842-1846...	7,246	7,208
1847-1851...	7,370	
1852-1856...	7,099	
1857........	6,764	

(x) Voir le renvoi de la page précédente.

(z) Voici comment a été obtenu le chiffre moyen de la population. Le dénombrement qui précède et celui qui termine chaque période ont été réunis, puis divisés par 2. On verra, dans le supplément à ce Mémoire, qu'il n'y a pas eu lieu de suivre tout à fait la même marche, en ce qui concerne l'ensemble de l'arrondissement. (Note du 30 mai 1857.)

Il y a donc, d'après le tableau A, entre 1855 et 1856 (population municipale), une différence de 612 habitants. A quoi tient-elle? nous allons essayer de l'expliquer.

1° La population municipale de Toul, en 1841, était seulement de 7,037 habitants. Mais survinrent les travaux du canal de la Marne au Rhin, puis ceux du chemin de fer qui nous valurent une foule d'étrangers appartenant soit à la France, soit à d'autres nations. Beaucoup n'étaient pas encore partis à l'époque du dénombrement de 1851, et il en résulte le chiffre de 7,271. Mais bientôt d'autres lignes s'ouvrirent, et aujourd'hui ces nouveaux hôtes ont pour la plupart disparu de nos murs. Tous cependant n'ont pas suivi les travaux : une portion est en Afrique (120 à 130), y compris quelques familles touloises, et ceux qui restent ne sont pas même en nombre égal à celui des Toulois partis. Voilà donc une première différence de 234 qui n'a rien d'étonnant et qu'il fallait même désirer.

2° Les naissances, d'après le tableau B, en offrent une autre de 69, bien que proportionnellement elle ne soit que de 33.

3° Il y a eu à la fois moins de naissances et plus de décès de 1851 à 1856 que dans la deuxième période ; mais l'excédant des morts s'élève seulement à 43 en comprenant nos 92 victimes du choléra (1). D'où l'on

(1) Le nombre total est en réalité de 112, mais le surplus se compose de cholériques du dehors amenés malades à l'hospice.

peut conclure que la mortalité n'a pas exercé d'influence sensible sur le résultat du recensement dernier, malgré la difficulté des temps et l'apparition de l'épidémie. — A en juger par Toul, la guerre d'Orient aura encore moins réagi que le choléra sur le relevé général de toute la France, car les registres de notre ville ne contiennent que treize transcriptions à ce sujet; mais nous ne les avons pas comprises ici, puisque les militaires qu'elles concernent ne sont pas morts à Toul, et appartenaient à des régiments qui font partie de la population flottante d'autres villes.

4° Proportionnellement à 1846, il y avait eu 28 mariages de moins dans le recensement de 1851, ce qui devait nécessairement influer sur celui de 1856.

5° Les nombreux enrôlements volontaires qui se sont effectués en 1854, 1855, et le fort contingent de la conscription des mêmes années ont aussi privé Toul d'un grand nombre de jeunes gens, sans que, d'autre part, les congés définitifs aient établi une compensation suffisante.

Les cinq paragraphes qui précèdent montrent qu'en définitive la différence totale, au point de vue des naissances et des décès, entre le recensement de 1851 et celui de 1856, n'est que de 112 individus; ils donnent aussi la raison de la bonne moitié du déficit constaté.

Le déficit de la seconde partie est encore plus facile à expliquer : l'état de choses actuel était même prévu depuis longtemps. (Compte rendu des opérations de la Société de bienfaisance de Toul, 1852, 1855, p. 17.) D'un côté, la cherté des vivres a rendu la vie difficile : de l'autre, les chemins de fer, les jeux de bourses, les grandes entreprises industrielles, les actions de toutes sortes, etc., ont déplacé les capitaux, et il faut bien qu'à leur tour les hommes se déplacent. Les lieux où l'ouvrage manque, où le commerce languit, se dépeuplent au profit des contrées qui offrent plus de ressources, mais souvent aussi au détriment de l'agriculture. C'est là l'histoire de notre cité. Quelques ménages se sont éloignés pour toujours : beaucoup comptent un ou plusieurs de leurs membres — des hommes surtout — sur les lignes en construction, soit en France, soit en Suisse; mais le noyau de la famille est toujours ici. Aussi le recensement de 1856 accuse-t-il un plus grand nombre de femmes que celui de 1851 (voir plus loin le tableau J.) et la quantité de ménages n'a-t-elle pas diminué en proportion de celle des personnes, puisqu'ils excèdent le chiffre de 1851 (tableau A). — De là on peut conclure en outre que la plupart des absents dont il est question, s'ils manquent sur nos listes, se trouveront néanmoins dans le relevé général, puisqu'ils n'ont pas quitté la France (1).

(1) Cette opinion évidemment applicable aux autres parties de la France, et que nous émettions le 19 décembre, s'est confirmée depuis. Il résulte, en effet, du dénombrement général, publié le

Mais la misère n'aurait-elle pas encore eu d'autres conséquences? n'aurait-elle pas réagi d'une manière notable sur le nombre des naissances et des décès? C'est une question que bien des personnes s'adressent et à laquelle le tableau B répond suffisamment : nous y ajouterons cependant quelques mots.

L'influence des privations sur notre constitution et sur nos aptitudes est incontestable; mais il n'est guère possible d'admettre qu'elles aient eu une action marquée dans la circonstance présente. — Et d'abord, si le nombre des nouveau-nés diminue, ce n'est pas d'hier, comme le prouvent les lois générales rappelées tout-à-l'heure. Les Annales d'hygiène (XLIV p. 8) accusent même une décroissance plus considérable encore que l'Annuaire du Bureau des longitudes : ainsi, dès 1845 ou 1846, il n'y aurait plus eu qu'une naissance sur 39 habitans, lorsque cependant partout régnait l'aisance. Voilà donc un premier fait dont on ne peut accuser la misère, et il a d'autant plus de valeur qu'il résulte d'observations qui embrassent la France entière. — Envisageons maintenant Toul pendant la période de 1851-1856. Le tableau B indique que, proportionnellement, le nombre des naissances a été inférieur de 36 à celui de la période de 1846-1851;

31 décembre, que si la population de tout l'Empire n'a pas suivi la même progression que dans les autres recensements, elle n'a pas moins augmenté encore de 200,000 habitants. (Note du 30 mai 1857.)

mais que celle-ci compte plus de morts que l'autre, abstraction faite toutefois des décès cholériques. La question se trouve donc déjà résolue sous ce dernier rapport. Quant aux naissances, leur disproportion s'explique naturellement par celle que présentaient les mariages dans le recensement de 1851 comparé à celui de 1846. Mais supposons qu'on veuille la rapporter à la misère, il y a dès lors plusieurs choses surprenantes; celles-ci par exemple : 1° en 1847, au lendemain même d'une excellente récolte en vin; alors que l'aisance qui existait dans tout le vignoble et les travaux en voie d'exécution aux abords de Toul faisaient oublier si facilement que le pain se vendit, en moyenne, 41 centimes le kilogramme; à cette époque, disons-nous, le nombre des naissances n'a été que de 156, tandis qu'en 1853 il a atteint le chiffre de 181; et cependant, depuis plusieurs années, les vignes indemnisaient à peine les propriétaires de leurs déboursés : de plus, le prix élevé du pain, bien qu'il n'excédât pas 30 centimes, en moyenne, imposait déjà de nombreuses privations, car, d'un autre côté, la pomme de terre, les légumes et le lard étaient chers. Mais ce n'était rien encore : vint l'année 1854, la plus mauvaise de toute la série que nous venons de parcourir, et qui, malgré cela, compte autant de naissances que 1847 et seulement 5 de moins que 1844, malgré la grande différence de population (tableaux A et B). — 2° Comment en outre s'expliquer que depuis cinq ans le nombre des décès n'ait pas été proportionnellement plus considérable, et que celui des enfants morts-nés soit de 24 0/0 inférieur à celui de la période antérieure?

Mais notre but n'étant pas d'approfondir cette question, nous passons à un autre objet.

GROUPE B. — *Des éléments de la population à Toul et à Florac.*

Le groupe A n'est autre chose que le tableau du mouvement qui s'est opéré dans la population de Florac depuis 1831 jusqu'en 1851, et l'explication des causes qui l'on produit. Ce n'est, jusqu'à un certain point, qu'une statistique administrative, rappelant les tables de l'*Annuaire du bureau des longitudes*, comme du reste tout le chapitre IV.

Dans le groupe B, cette ville est surtout envisagée au point de vue physiologique : il se subdivise en neuf sections. — Les tableaux auxquels il donnera lieu pour la comparaison de Florac et de Toul seront tracés en tête de chaque section : plusieurs d'entre eux, C, D, E, F, G, feront connaître, mois par mois, le chiffre des principaux éléments de la population, et serviront à la discussion des sections 7 et 9.

1re SECTION. — *Naissances et décès.* — TABLEAU C. — *Naissances.* — VILLE de TOUL (1).

Années.	Janv.	Février	Mars.	Avril.	Mai.	Juin.	Juillet.	Août.	Sept.	Octob.	Nov.	Déc.	Total.
1857	(14)	13	15	13	11	16	6	11	(16)	15	7	12	149
1856	14	13	(7)	15	12	13	14	19	18	12	12	14	163
1855	16	10	15	7	9	16	8	14	11	10	15	13	144
1854	18	10	13	(23)	11	8	13	16	5	13	11	15	156
1853	13	16	12	(12)	19	18	11	4	25	16	17	18	181
1852	20	8	14	20	16	15	12	17	10	10	14	18	174
1851	14	19	18	(14)	(20)	19	8	17	(12)	17	18	8	183
1850	24	22	21	14	12	11	*17	18	16	18	13	19	205
1849	(20)	12	14	18	(25)	8	17	[20]	12	12	10	17	185
1848	14	7	14	13	15	14	14	9	15	20	12	11	158
1847	8	16	10	14	10	21	16	13	16	16	8	8	156
1846	20	17	21	13	17	25	15	(16)	19	9	11	11	194
1845	10	18	28	12	7	15	18	13	15	11	19	10	176
1844	14	14	15	10	17	9	7	14	12	18	18	13	161
1843	15	20	(22)	12	14	8	14	9	8	16	(18)	13	169
1842	15	18	18	16*	13	16	11	14	14	22	15	12	184
Total.	249	233	237	226	228	232	201	224	224	235	218	211	2,758

(1) Dans les deux tableaux C, le signe ( ) indique que parmi les nombres qui y sont inscrits, il y a deux jumeaux ; et le signe * ou (( )) qu'il y en a quatre. — Le signe [ ] indique aussi qu'il y a deux jumeaux, mais dont l'un est inscrit parmi les naissances et l'autre parmi les morts-nés.

Tableau C supplémentaire. — *Morts nés.* — Ville de Toul (1).

	1842.	1843.	1844.	1845.	1846.	1847.	1848.	1849.	1850.	1851.	1852.	1853.	1854.	1855.	1856.	1857.	Total par sexe.		Total.
Janvier.	2		3				5	2	3	1		1		1	1	1	13	7	20
Février.	1	2		1		1		1	1	1	1	1				(2)	6	6	12
Mars.		3	1	2	1	1	1	2	1	2		3	5	1	1	1	15	10	25
Avril.		1	2			1		2	2	(2)	1	4	1			1	12	5	17
Mai.	1	(2)	1				4	2	1	4	3	4	4		1	2	15	14	29
Juin.			(3)		1	1	1	4		1	1	2	1	1	1	2	13	6	19
Juillet.		1		1	1	2	3	2	1		1	1		2		1	6	10	16
Août.	1	1	1	3		2	(5)	1	1	2		2	2		2		14	9	23
Sept.	1		6	1		3	1	3	1	2	2		3	2		1	15	11	26
Octobre.	1	1	2	2	1	2	[2]	1	2	1	2	1		3	1		11	11	22
Nov.	1		1	1			2	2	3	(3)		2	1	2	1	2	11	10	21
Déc.		(3)		1		1		1		1	1	1		1	1	1	5	7	12
Total.	8	14	20	12	4	14	24	23	16	20	12	22	17	13	9	14	136	106	242

(1) Voir la note du tableau précédent.

TABLEA

Total des décès, par mois

Années.	Janvier. H.	Janvier. F.	Février. H.	Février. F.	Mars. H.	Mars. F.	Avril. H.	Avril. F.	Mai. H.	Mai. F.	Juin. H.	Juin. F.
1857	7	6	6	9	3	13	4	5	9	9	8	4
1856	10	1	7	5	4	2	5	5	12	11	3	4
1855	4	7	4	9	14	7	6	6	13	15	6	9
1854	6	9	7	4	7	7	4	11	9	9	7	12
1853	6	6	14	10	11	13	8	10	10	15	6	8
1852	6	7	7	8	8	10	4	11	4	11	2	7
1851	10	8	5	9	6	9	6	11	6	8	6	10
1850	6	8	8	4	10	14	9	1	6	11	5	5
1849	1	6	4	7	5	9	5	4	6	9	5	5
1848	24	24	6	20	14	16	6	4	15	8	4	8
1847	8	7	7	6	14	17	6	7	8	8	5	9
1846	6	10	6	5	3	8	2	9	7	13	11	7
1845	7	12	4	5	8	4	6	9	6	6	9	7
1844	4	10	8	16	5	7	8	10	4	5	6	4
1843	10	10	7	2	10	9	10	4	6	8	3	10
1842	8	12	3	10	13	9	9	11	9	9	11	14
Total génér.	123	143	103	129	135	154	98	118	130	151	97	121
— moins 1854.	117	134	96	125	128	147	94	107	121	142	90	109

Décès militaires, soit de la garnison, soit des tro

	Janvier.	Février.	Mars.	Avril.	Mai.	Juin.
moins 1854	12	12	20	17	16	16
1854 seul.	2	2	3	»	2	4
Total...	14	14	23	17	18	20

(1) Pour leur nombre par année, voir le tableau B.

DE TOUL.

e (moins les décès militaires).

oût.	Septembre.		Octobre.		Novembre.		Décembre.		Total par sexe.		Total général.
F.	H.	F.	H.	F.	H.	F.	H.	F.			
5	5	6	1	5	6	6	3	6	63	80	143
4	7	7	7	5	10	11	5	9	86	69	155
8	16	2	4	7	6	6	6	6	75	86	161
48	15	10	4	7	2	7	7	12	128	161	289
3	7	5	3	12	5	17	9	12	92	113	205
7	8	7	6	9	5	11	14	9	78	106	184
8	4	7	13	7	6	4	6	6	82	92	174
6	8	8	6	9	2	5	9	12	78	86	164
12	4	6	10	15	4	8	7	9	60	97	157
6	10	11	9	8	13	8	4	9	122	129	251
11	8	7	12	13	4	6	11	11	98	107	205
16	10	7	5	15	4	5	7	8	75	114	189
7	11	10	7	7	11	8	7	8	89	86	175
10	10	9	7	11	10	10	4	13	75	111	186
14	9	12	6	6	8	11	15	12	99	113	212
7	12	11	7	17	3	12	8	5	97	134	231
172	134	125	107	153	99	155	122	147	1597	1684	3081
124	119	115	103	146	97	128	115	155	1269	1523	2792

e. (Ils ne sont pas compris dans les chiffres ci-dessus) (1).

	Septembre.	Octobre.	Novembre.	Décembre.	Total par sexe.	Total général.
	23	17	8	10		189
	2	3	»	»		29
	25	20	8	10		218

Tableau D supplémentair

Récapitulation générale des décès, par âg

De la naissance à	Janvier. H.	Janvier. F.	Février. H.	Février. F.	Mars. H.	Mars. F.	Avril. H.	Avril. F.	Mai H.	Mai F.	Juin. H.	Juin. F.
3 mois	10	7	11	6	12	8	10	9	8	8	6	3
3 — à 6 mois	2	1	4	4	3	5	1	4	1	2	3	1
6 — 12 —	4	3	3	1	4	6	3	4	4	1	2	3
1 an à 2 ans	9	6	6	2	6	2	4	4	4	4	2	3
2 — 6	16	15	7	5	12	11	9	8	6	9	3	8
6 — 10	2	4	2	5	4	1	5	4	1	3	1	4
10 — 15	2	1	»	2	3	5	»	»	»	1	3	2
15 — 20	1	3	3	4	3	4	»	5	4	1	4	5
20 — 25	2	8	2	3	»	4	»	5	5	4	5	5
25 — 30	3	2	1	5	4	3	2	5	6	4	5	2
30 — 35	1	2	1	1	3	6	2	1	3	7	1	3
35 — 40	3	3	5	3	4	3	8	3	3	4	3	5
40 — 45	5	1	3	4	10	2	1	4	5	5	5	7
45 — 50	6	7	4	2	7	3	3	3	5	6	8	5
50 — 55	4	3	8	4	4	3	4	4	4	6	6	2
55 — 60	2	6	4	6	8	12	9	8	8	6	1	8
60 — 65	7	9	3	5	5	7	8	3	8	6	11	3
65 — 70	10	10	11	10	7	12	3	8	10	12	7	4
70 — 75	7	15	13	15	11	18	6	6	18	9	6	9
75 — 80	6	10	»	17	8	16	8	8	9	23	5	17
80 — 85	8	10	4	15	9	13	5	7	6	9	3	5
85 — 90	5	6	»	3	1	3	3	3	3	4	»	4
90 — 95	1	2	1	3	»	»	»	1	»	7	»	1
95 — 100	1	»	»	»	»	»	»	»	»	1	»	»
Total . . .	117	154	96	125	128	147	94	107	121	142	90	109

(1) Pour les mois auxquels ils appartiennent, voir le tableau D.

DE TOUL.

à 1858 (moins 1854 et les décès militaires).

	Septembre		Octobre.		Novembre		Décembre		Total par sexe.		Total général.	Militaires (1)
	H.	F.	H.	F.	H.	F.	H.	F.				
3	15	12	9	15	6	8	10	11	121	109	230	
6	10	9	2	6	1	3	6	2	43	48	91	
9	10	11	11	6	2	3	6	3	61	61	122	
8	4	6	7	8	3	9	7	6	68	61	129	
5	3	4	6	9	8	12	15	10	99	103	202	
2	3	3	3	1	3	1	3	7	31	38	69	
2	2	3	»	3	1	3	2	2	15	29	44	
»	3	2	»	6	1	2	2	2	22	37	59	4
3	3	1	5	5	2	4	»	1	31	47	78	125
4	5	2	4	2	2	6	1	3	39	39	78	44
1	4	3	2	3	3	4	2	5	27	40	67	11
2	5	6	3	4	4	3	2	3	46	46	92	3
4	1	3	2	1	6	2	7	4	51	41	92	»
3	5	8	8	9	1	3	6	2	59	54	113	1
9	3	7	6	2	7	3	8	6	60	54	114	1
3	11	4	4	11	5	6	5	7	67	80	147	
8	7	3	4	12	2	8	6	6	68	72	140	
0	6	8	10	5	10	10	7	4	90	103	193	
6	1	7	6	15	14	13	6	11	105	132	237	
1	10	5	4	12	10	13	8	11	80	152	232	
2	5	6	4	6	5	7	5	15	59	107	166	
1	1	1	1	5	1	5	1	15	17	49	66	
1	»	1	2	»	»	»	»	3	7	19	26	
1	2	»	»	»	»	»	»	»	3	2	5	
4	119	115	103	146	97	128	115	155	1269	1523	2792	189

Tableau

Moyenne des

CATÉGORIES.	SOMME DES AGES dont elles se composent.	1842 à 1858 (moin MOYENNE DES DÉCÈS par année.			NOMBRE DE DÉCÈS dans chaque catégor sur 100 décès.		
		hommes	femmes	sexes réu.	hommes	femmes	sex
de la naissance à 3 m.	3 mois	8.07	7.27	15.34	9.54	7.16	
3 m. à 6 mois	id.	2.87	3.20	6.07	3.39	3.15	
6 — 12 —	6 mois	4.07	4.06	8.13	4.81	4. »	
1 an à 2 ans	1 an	4.53	4.07	8.60	5.35	4.01	
2 — 6	4 ans	6.60	6.87	13.47	7.80	6.77	
6 — 10	id.	2.07	2.53	4.60	2.45	2.49	
10 — 15	5 ans	1. »	1.93	2.93	1.18	1.90	
15 — 20	—	1.47	2.46	3.93	1.73	2.42	
20 — 25	—	2.07	3.13	5.20	2.45	3.08	
25 — 30	—	2.60	2.60	5.20	3.07	2.56	
30 — 35	—	1.80	2.67	4.47	2.13	2.63	
35 — 40	—	3.06	3.07	6.13	3.62	3.02	
40 — 45	—	3.40	2.73	6.13	4.02	2.69	
45 — 50	—	3.95	3.60	7.55	4.65	3.54	
50 — 55	—	4. »	3.60	7.60	4.73	3.54	
55 — 60	—	4.47	5.33	9.80	5.28	5.25	
60 — 65	—	4.53	4.80	9.33	5.35	4.73	
65 — 70	—	6. »	6.87	12.87	7.09	6.77	
70 — 75	—	7. »	8.80	15.80	8.27	8.67	
75 — 80	—	5.33	10.14	15.47	6.30	9.99	
80 — 85	—	3.93	7.14	11.07	4.65	7.03	
85 — 90	—	1.13	3.27	4.40	1.34	3.22	
90 — 95	—	0.47	1.27	1.74	0.56	1.25	
95 — 100	—	0.20	0.13	0.33	0.24	0.13	
		84.60	101.54	186.14	100. »	100. »	1

(1) Pour la manière dont ce classement a été obtenu, voir la note 1re du tableau T.
(2) Pour les mois auxquels ils appartiennent, voir le tableau D.

ıE DE TOUL.

ıaque âge.

ıles décès militaires).			ANNÉE 1854 SEULE.			
CLASSEMENT DES CATÉGORIES d'après le nombre proportionnel des décès (1).			NOMBRE DE DÉCÈS civils.			Militaires (2)
hommes	femmes	sexes réunis	hommes	femmes	sexes réunis.	
1	1	1	7	8	15	
2	2	2	6	3	9	
3	3	3	4	9	13	
4	4	4	9	4	13	
5	7	5	11	10	21	
16*	15	16	3	10	13	
22	22	22	3	»	3	
20	21	21	2	3	5	2
18	16	17	1	4	5	21
16*	20		4	6	10	2
19	19	19	8	10	18	2
15	17	14	5	5	10	2
14	18		3	9	12	
12*	12	13	12	4	16	
11		12	12	5	17	
10	10	10	8	12	20	
9	11	11	3	13	16	
7	9	8	9	9	18	
6	6	6	8	6	14	
8	5	7	3	12	15	
12*	8	9	1	9	10	
21	14	20	4	5	9	
23	23	23	2	5	7	
24	24	24	»	»	»	
			128	161	289	29

Tableau F, basé sur les tableaux C, D, G (1). — Ville de Toul.

Moyenne, par mois et par année, des principaux éléments de la population. — Classement des mois.

Mois.	MOYENNE ANNUELLE.									CLASSEMENT (2).				
				DÉCÈS. Abstraction faite des militaires.				Militaires seuls.					DÉCÈS moins les militaires.	
				Moins 1854.			1854							
	naissances.	mariages.	morts-nés.	hommes	femmes.	sexes réunis.	sexes réunis.	moins 1854.	1854 seul	naissances.	mariages.	morts-nés.	moins 1854	1854 seul (3)
Janvier.	15.56	5.56	1.25	7.80	8.93	16.73	13	0.80	2	2	2	7	3	7*
Février.	14.56	5.12	».73	6.40	8.33	14.73	11	0.80	2	4	6	11*	9	10*
Mars.	16.06	3.81	1.56	8.53	9.80	18.33	14	1.53	3	1	11	3	1	9
Avril.	14.13	4.56	1.06	6.26	7.14	13.40	15	1.13	0	7	8	9	10	7*
Mai.	14.25	5.88	1.82	8.07	9.46	17.53	18	1.07	2	6	1	1	2	6
Juin.	14.50	4.50	1.19	6. »	7.27	13.27	19	1.07	4	5	9	8	11	4*
Juillet.	12.56	5.25	1. »	5.07	7.40	12.47	52	1.53	1	12	4*	10	12	2
Août.	14. »	3.94	1.44	7.53	8.27	15,80	81	1.20	10 (4)	8	10	4	6	1
Septemb.	14. »	4.75	1.69	7.93	7.67	15.60	25	1.54	2		7	2	7	3
Octobre.	14.69	5.25	1.51	6.87	9.73	16.60	11	1.13	3	3	4*	5	5	10*
Novemb.	13.63	5.44	1.31	6.47	8.53	13. »	9	0.53	»	10	3		8	12
Décemb.	13.19	3.58	».73	7.67	9. »	16.67	19	0.67	»	11	12	11*	4	4*
	171.13	57.44	15.13	84.60	101.53	186.13	289	12,60	29					

Nota. — (1) Il ne devait pas être ici question du tableau G, dont la place est à la 2e section. Mais l'avantage d'avoir, en un seul cadre, la moyenne de chacun des principaux éléments de la population, nous a semblé permettre cette anticipation.

(2) Nous ne donnerons pas celui des décès militaires, à cause des fluctuations assez grandes qui ont eu lieu dans l'effectif de la garnison.

(3) L'année 1854, ou du choléra, ne pouvait nécessairement pas entrer dans le classement des mois, à cause de ses décès tout exceptionnels de juillet et d'août.

(4) Parmi ces 10 décès figurent 7 militaires de passage à Toul.

Le fait capital de la 1re section, par rapport à Florac, est que, dans cette ville, de 1831 à 1851, la moyenne des naissances et des décès a été de

1 naissance sur 31.10 habitants;

1 décès sur 35.56 habitants (1).

La France, d'après l'*Annuaire du bureau des longitudes*, offrait, de 1839 à 1855, les moyennes suivantes :

1 naissance sur 36.47 habitants;

1 décès sur 42.35 habitants.

Toul, d'après les tableaux B et F, donne les résultats ci-dessous (défalcation faite des décès militaires et des transcriptions) :

1 naissance sur 42.12 habitants.

1 décès sur { 37.43 habitants (année du choléra comprise). 38.72 habitants (abstraction faite de l'année du choléra).

La conséquence à tirer de ces chiffres est celle-ci :

(1) *Manière dont sont prises ces moyennes.* — Dans Florac, les enfants qui succombent dans la première quinzaine de leur existence sont rangés dans la catégorie des morts-nés (p. 95) et ne figurent dès lors ni dans les naissances ni dans les décès de la 1re section. — Il n'en est pas de même des Floracois morts ailleurs que dans la commune (p. 82).

Dans nos calculs, au contraire, sont comprises toutes les naissances, à l'exception des morts-nés et des morts en naissant. Quant aux Toulois non décédés sur le territoire communal, ils n'y sont pas portés; mais les décès de la population flottante en font partie (moins les militaires).

En ce qui concerne Florac :

On compte 100 naissances pour 87.50 décès. Le nombre des naissances dépasse de 17.27 0;0 la moyenne générale ; mais on trouve aussi 19.10 0|0 de décès en plus que sur l'ensemble de l'empire.

En ce qui concerne la moyenne générale en France, de 1839 à 1855 :

On trouve 100 naissances pour 86.12 décès;

En ce qui concerne Toul :

Il y a 100 naissances pour

112.53 décès (année 1854 ou du choléra comprise);

108.78 décès (abstraction faite de 1854).

Les naissances sont de 13.41 0|0 au-dessous de la moyenne de la France et, sous le rapport des décès, il y a un excédant de 13.41 ou de 9.38 0|0, selon que l'on fait intervenir ou non 1854 dans les calculs.

En ce qui concerne l'examen comparatif de Toul et de Florac :

Les naissances sont de 26.16 0|0 moins nombreuses à Toul qu'à Florac, et même davantage si dans la statistique de cette ville on comprend les enfants décédés dans la première quinzaine de leur naissance.

Mais aussi il y a 100 morts à Florac pour 94.75 à Toul (année 1854 comprise). Cette différence serait bien plus considérable encore, si à la liste de Florac on ajoutait les décès des enfants de quinze jours, et si on retranchait de la nôtre les voyageurs et autres personnes non domiciliées ici et qui y meurent : mais la première contient les transcriptions et dans la nôtre elles n'y sont pas. Toutefois, les décès de la population flottante établissent plus qu'une compensation, et il n'y a guère à Toul que 1 décès sur 41 habitants, ce qui prouve en faveur du milieu dans lequel nous vivons, et ce qui empêche à peu près la dépopulation que ne manquerait pas de produire l'infériorité numérique des naissances. Le tableau D supplémentaire en est une autre preuve; il donne pour durée de la vie moyenne, à Toul, les chiffres suivants, abstraction faite des militaires :

Hommes, 38 ans 9 mois; femmes, 43 ans 9 mois; sexes réunis, 41 ans 5 mois (non compris 1854).

Hommes, 38 ans 6 mois; femmes, 43 ans 8 mois; sexes réunis, 41 ans 4 mois (année 1854 comprise).

Moyenne en France, de 1839 à 1855 (sexes réunis), 36 ans 6 mois.

Revenons aux naissances. Bien qu'elles atteignent à Florac une proportion élevée, elles n'y sont pas moins en décroissance. A cette occasion, l'auteur se demande (p. 85) si ce fait ne tendrait pas à prouver une diminution de la fécondité, et s'il ne conviendrait pas d'en chercher les causes. C'est là une question qui aurait, par conséquent, encore bien plus d'à-propos ici; mais il y a trop peu de doutes à ce sujet pour qu'il soit nécessaire de s'en occuper. Quant à l'amoindrissement de la mortalité, il a vraisemblablement sa source dans l'influence de l'hygiène et de la vaccine, dans le plus d'aisance qui existe, et dans l'esprit de charité qui caractérise si bien notre époque.

2e Section. — *Mariages.*

Si tout s'enchaîne ici-bas, s'il existe une corrélation, un rapport entre les causes et les effets, c'est principalement en ce qui concerne les mariages, les naissances et les décès. Plus il y a de mariages, plus nécessairement il devrait y avoir de naissances, et plus celles-ci augmentent, plus il y a de morts, sans que cela soit, bien entendu, dans un rapport mathématique. C'est là une vérité pour ainsi dire banale ; mais il était cependant nécessaire de la rappeler.

Il n'est donc pas étonnant de trouver dans *Florac* la statistique des mariages. —Dans cette ville, comme partout, il y en a tantôt plus, tantôt moins. Sous ce rapport, la période de 1846-1851 a offert un contraste assez remarquable avec les trois qui la précèdent, et c'est à ce motif qu'est attribuée *la marche ascendante nouvelle que les naissances, et par suite les décès, semblent prendre pendant la même période* (p. 86).

Il est bien vrai, comme nous venons de le dire, que le plus ou moins grand nombre d'unions peuvent et doivent exercer une action marquée sur la quantité des naissances; mais cette cause n'est pas toujours suffisante pour expliquer les variations qui se produisent. Florac en est la preuve et nous dispense d'en chercher d'autres :

1° De 1831 à 1846, le nombre des mariages est constamment resté le même, à quelques centièmes près. Quant aux naissances, qui étaient de 79 au commencement de la même période, elles sont descendues à 66 (13 en moins).

2° De 1846 à 1851, les mariages augmentent tout à coup d'un tiers. Par suite, il devait nécessairement se produire plus de naissances que d'habitude, et c'est ce qui a lieu en effet; mais elles ne dépassent pas le chiffre de 74, bien qu'il y ait annuellement 20 mariages, quand, en 1831-1836, alors que la moyenne des mariages était seulement de 15, le nombre des naissances était de 79.

Il y a donc d'autres influences encore qui réagissent sur la quantité des naissances, et c'est, du reste, l'avis de l'auteur, car si (p. 86) il attribue, à juste titre, à ladite cause, cette tendance à un accroissement dans les naissances, il ne faut pas oublier non plus ce qu'il dit p. 85. (Voir à ce sujet le dernier paragraphe de notre section 1re.)

L'auteur cherche ensuite la raison de l'augmentation numérique, et à peu près générale, des mariages en 1848-1851 (voire même en 1852), et il la trouve dans la crainte qu'ont eue bien des jeunes gens de se voir enrôlés et dirigés sur les frontières. Ce motif, qui a sa valeur, n'est cependant pas le seul; l'excessif bon marché de tous les objets servant à la vie en est un autre.

Voici maintenant pour les mariages un tableau semblable à celui qui a été donné pour les naissances et les décès.

Tableau G. — *Mariages.* — Ville de Toul.

Années.	Janvier.	Février.	Mars.	Avril.	Mai.	Juin.	Juillet.	Août.	Septembre.	Octobre.	Novembre.	Décembre.	Total.
1857	6	7	5	2	5	2	4	2	7	4	3	3	48
1856	8	4	4	2	4	3	5	6	7	5	4	6	54
1855	6	4	4	2	5	3	7	4	1	9	6	4	55
1854	5	4	4	5	10	4	5	2	5	5	5	5	53
1853	8	6	6	6	5	4	5	5	4	2	7	2	58
1852	5	8	4	4	5	»	5	3	9	7	6	8	62
1851	7	3	2	2	6	6	5	4	2	4	5	8	50
1850	5	6	4	12	4	7	5	4	5	5	10	4	67
1849	5	4	2	5	6	3	2	5	9	8	3	1	51
1848	3	5	4	4	9	6	5	5	8	10	9	1	69
1847	2	1	1	3	3	5	6	5	5	3	9	3	46
1846	3	8	3	4	8	7	6	5	6	2	7	»	57
1845	9	2	1	7	8	4	9	8	3	6	2	2	61
1844	6	5	4	9	11	8	8	2	4	9	4	3	73
1843	9	9	9	3	2	3	7	4	1	4	8	3	62
1842	4	6	4	5	5	7	8	3	4	3	3	1	53
Total	89	82	61	73	94	72	84	63	76	84	87	54	919

Ces chiffres, comparés à ceux de la France entière et de Florac, donnent les chiffres suivants :

	Nombre d'habitants pour un mariage.	Moyenne des mariages par an.
Moyenne en France	126 »	279 507 »
Florac...........	148 »	16 52
Toul............	125 49	57 44

Ces chiffres rapprochés ensuite des naissances, au point de vue, cette fois, des inductions à en tirer, donneraient lieu sans doute à d'utiles enseignements; mais nous nous en abstiendrons, notre but étant moins de faire de l'économie sociale que de l'hygiène.

3e Section. — *Examen comparatif des naissances et des décès chez les deux sexes.*

Dans les sections précédentes, les naissances et les décès sont envisagés dans leur ensemble. Actuellement il s'agit de chaque sexe en particulier, et, de cet examen, il résulte qu'à Florac il y a plus de naissances masculines que féminines, et que c'est le contraire pour les décès. De plus, comme l'auteur pose rarement des chiffres sans en tirer des conséquences, il a eu soin d'agir de même, et la morale, la voici : « La population s'accroît plus par les hommes que par les femmes. Or, il serait à désirer que les statistiques générales de la France fournissent de semblables résultats. On pourrait en conclure, d'une manière générale, que les forces offensives et défensives de cette nation tendent continuellement à s'accroître dans des proportions rassurantes pour son avenir (p. 92). »

Vœu superflu! car la sagesse qui préside à tout ce qui existe dans la nature, et qui prouve non-seulement un coordonnateur, mais un coordonnateur unique et intelligent, comme le dit le savant M. Flourens dans son ouvrage sur la longévité humaine, n'a sans doute pas cédé sa place au hasard, en ce qui concerne la procréation des sexes et la fin de l'un ou de l'autre. Dès lors tout désir, toute volonté terrestre n'y peut rien, pas plus que sur les grandes lois physiques qui régissent l'univers. Et puis, comme moraliste, comme hygiéniste même, est-ce bien de ce côté de la question qu'il convient de diriger ses vues? espérons que l'humanité deviendra assez bonne et assez sage pour que l'esprit d'envahissement s'anéantisse et que les différends se vident d'une autre manière que par les armes.

Ce qui précède est dit surtout à l'occasion des décès. Quant aux naissances, c'est dans tout l'empire qu'il naît moins de filles que de garçons (voir les lois générales rappelées en tête de ce chapitre IV), et néanmoins la population se compose de plus de femmes que d'hommes, comme cela résulte du dénombrement quinquennal de 1851.

Population générale de la France.

	1846			1851	
Hommes	17,543,052	35,401,793	—	17,794,601	35,783,144
Femmes	17,858,741		—	17,988,543	

Nombre de femmes en plus :

1846	1851
315,689	193,942

Le département de la Meurthe et celui de la Lozère entrent, dans ce total, pour les chiffres suivants :

	Meurthe.			Lozère.	
Hommes	220,812	450,423	—	73,165	144,705
Femmes	229,611		—	71,540	
	Différence en plus :				
Hommes	0,000		—	1,625	
Femmes	8,799		—	0,000	

Nous ne savons quel sera le résultat du recensement général de 1856, mais on peut voir plus loin au groupe C (tableau I) celui de l'arrondissement de Toul. Il se compose de 60,781 personnes (abstraction faite des troupes de la garnison), savoir :

Hommes.....	29,320
Femmes.....	31,461
Différence..	2,141

Toutefois, cette différence n'est pas en réalité aussi

grande qu'elle le paraît, par suite du motif indiqué au groupe A, que bien des hommes sont momentanément éloignés de l'arrondissement. — (Le même tableau I pris comme étude de mœurs ne prouverait-il pas encore en faveur du sexe, qui compte beaucoup plus de vieillards que l'homme?)

Quant à la différence trouvée dans la récapitulation générale de tout l'empire, elle est pour ainsi dire nulle, puisque le rapport entre les deux sexes est de 100 *femmes pour* 98.92 *hommes*. Il y a donc égalité, et cet équilibre n'existe pas seulement en France. Lacépède, dans son remarquable travail sur l'homme (Dictionnaire des sciences naturelles), dit que le « nombre des hommes et celui des femmes sont à peu près égaux dans toutes les contrées, et que les différences légères qui séparent ces nombres, ne dépendent que d'accidents rares, de hasards fugitifs, de circonstances plus ou moins passagères. »

4e Section. — *Comparaison des naissances suivant le nombre des enfants nouveau-nés.*

A Florac, pour les 1,540 naissances simples effectuées du 1er janvier 1831 au 31 décembre 1851, il y a eu 36 naissances doubles, dont 16 jumeaux masculins et 20 féminins, soit un jumeau pour 42.77 naissances ordinaires.

A Toul, le nombre des jumeaux, nés viables, c'est-à-dire inscrits sur le registre des naissances, s'élève à 37 pour les 2,738 naissances du tableau C, soit 1 jumeau pour 74 naissances simples. — (Le nombre total des jumeaux, tant viables que morts-nés, est de 52, et leur proportion, sur l'ensemble des naissances et des morts-nés, est de 1 jumeau par 57.31 unités.)

Voici comment se classent les naissances doubles, d'après les sexes :

	Nombre de couples.	Nombre d'enfants. Garçons.	Filles.
1 garçon et 1 fille.......	7	6	7
2 garçons.............	2	4	»
2 filles................	10	»	20
Total...	19	10	27

Le 38e jumeau qui manque dans ce tableau n'est pas né viable et figure parmi les morts-nés.

Il y a eu aussi des jumeaux parmi les 242 morts-nés du tableau C supplémentaire ; leur nombre est de 15, soit 1 pour 16 morts-nés.

5e Section. — *Naissances et décès dans leurs rapports avec le mouvement diurne de la terre.*

Cette section, qui occupe le moins de place de toutes, n'est cependant pas celle qui a demandé le moins de patience à l'auteur. Il s'agissait d'établir le rapport des naissances et des décès avec le mouvement diurne de la terre, c'est-à-dire combien, pendant 21 ans, il y en a eu à chaque heure du jour.

Un tel relevé serait au-dessus de nos forces, et comme d'ailleurs il ne profiterait probablement guère à l'hygiène, nous ne nous en occuperons point pour Toul.

6e Section. — *Rapport des morts-nés aux naissances.*

D'après le tableau C supplémentaire, on voit que souvent le chiffre des morts-nés offre un très-grand contraste d'une année à l'autre. Afin de savoir aussi jusqu'à quel point ce même fait se reproduit de localité à localité, aux environs de Toul, nous avons consulté les registres de l'état civil de quelques communes rurales, prises au hasard, et cet examen a donné lieu au tableau suivant :

TABLEAU H (1).

	NAISSANCES. Enfants regardés comme ayant vécu	MORTS-NÉS. Sexes. mascul.	MORTS-NÉS. Sexes. fémin.	MORTS-NÉS. Total.	NOMBRE de naissances pour 1 mort-né.
Florac (de 1851 à 1851).	1,540	53	54	87	17.70
Paris (*Annales d'Hygiène*, t. XLVI).	»	»	»	»	11.78
Moyenne en France.	»	»	»	»	30.59
Toul et 6 communes rurales — communes rurales de 1844 à 1853 (9 ans) — vignobles — Domgermain.	281	20	20	40	7. »
Toul et 6 communes rurales — communes rurales de 1844 à 1853 (9 ans) — vignobles — Lucey.	255	5	4	9	26. »
Toul et 6 communes rurales — communes rurales de 1844 à 1853 (9 ans) — Gondreville.	417	12	8	20	20.85
Toul et 6 communes rurales — communes rurales de 1844 à 1853 (9 ans) — terres arables — Francheville.	116	2	6	8	14.50
Toul et 6 communes rurales — communes rurales de 1844 à 1853 (9 ans) — terres arables — Rosières.	67	1	1	2	33.50
Toul et 6 communes rurales — communes rurales de 1844 à 1853 (9 ans) — terres arables — Minorville.	80	2	»	2	40. »
Toul et 6 communes rurales — Toul, d'après le tableau B (16 ans).	1,592	»	»	145	10.98
Toul et 6 communes rurales — Total de ces sept localités.	2,788			226	12.54

(1) Dans la liste de Florac, les enfants qui meurent en naissant, et ceux qui succombent dans la première quinzaine de leur existence, sont compris avec les morts-nés. — Celle de Paris se compose des morts-nés, des morts en naissant ou peu après leur naissance, sans indication du nombre de jours. — Dans la nôtre, ne figurent que les morts-nés et les morts en naissant, y compris, bien entendu, les 15 jumeaux, morts-nés, de la section 4.

La variabilité qui se remarque dans le chiffre des morts-nés (tableaux C supplémentaire et H) n'est pas spéciale à notre pays; elle existe à Florac et vraisemblablement partout. D'après l'auteur de *Florac,* elle trouverait son explication, en général du moins, et en ce qui concerne cette partie de la Lozère, dans les variations continuelles de la température et l'inconstance des saisons. Aussi revient-il sur la nécessité d'un observatoire dans chaque chef-lieu d'arrondissement.

Il est évident que les résumés médicaux et météorologiques dont on s'occupe maintenant, chaque année, exerceront une salutaire influence sur la santé publique. Ils ne peuvent en outre, lorsqu'ils seront devenus plus complets et plus généraux, qu'appeler l'attention des Conseils d'hygiène sur des questions du plus haut intérêt, comme celle, par exemple, des morts-nés que, dans deux de nos communes, nous voyons s'élever à 1 sur 7 et 1 sur 11.31, lorsque, dans d'autres, elle ne dépasse pas 1 sur 33 et même 1 sur 40 (1).

Mais pour arriver aux meilleurs résultats possibles, il serait à désirer qu'en marge, ou à la table des actes de l'état civil, des colonnes fissent savoir, à l'aide de

(1) Il serait assez difficile de se rendre compte de la proportion qu'atteignent, à Toul même, les morts-nés, du moins sans un examen assez approfondi. Quant à Domgermain, une des principales causes paraîtrait être l'âge souvent trop jeune des mariées.

chiffres, *l'âge, le sexe de chaque personne, si elle appartient à la population flottante*, etc.; en un mot, toutes les indications nécessaires à une bonne statistique.

7e Section. — *Division des naissances par mois. — Classement des mois suivant leur degré de fécondité.*

Nous voici encore arrivé à une de ces questions à la place de laquelle, dans un ouvrage d'hygiène, nous préférerions quelques conseils, aux femmes enceintes, par exemple, en présence surtout des chiffres que présente la statistique des morts-nés.

Cette section est à la fécondité ce que la section 5e est aux naissances et aux décès. Cependant nous ne la passerons point sous silence, parce qu'elle n'est pas un simple exposé de chiffres.

La fécondation sur laquelle il a déjà été écrit de si belles pages, depuis Aristote jusqu'à nos jours, peut être envisagée 1° dans ses résultats, 2° et dans son principe même ou mode de vivification. Les premiers sont connus : l'autre est encore un mystère, malgré le génie des Buffon, des Cuvier, des Leibnitz, des Flourens, etc., et comme le dit l'un d'eux : « Ce souffle divin qui, au commencement des siècles, a donné le premier mouvement à la matière que la main toute-puissante du Créateur venait d'organiser, échappera sans doute toujours aux investigations expérimentales de l'homme, quelqu'effort qu'il fasse pour s'en emparer; et la fiction ingénieuse de Prométhée dérobant au ciel le feu de la vie, restera toujours une fable » (Dictionnaire des sciences naturelles, tom. 58, p. 95).

Mais si la formation d'un être semblable à celui qui le procrée, si le secret de l'existence nous échappe, d'un autre côté, nous le répétons, la vie est connue dans un grand nombre de phénomènes qui la caractérisent. Ainsi, par exemple, composition intime des matériaux de l'économie et rôle qu'ils remplissent, jeu et fonctions de nos organes, etc., tels sont autant de points qui, peu à peu, s'éclaircissent et au sujet desquels il a été possible à la physiologie de poser bien des lois, grâce aux illustrations qui viennent d'être rappelées, grâce aussi à tant d'autres hommes de mérite dont les efforts sont venus s'ajouter aux travaux de ces grands maîtres, et parmi lesquels nous comptons même un de nos concitoyens qui, dans le mois de juin dernier, présentait encore à l'Académie des sciences un mémoire très-remarquable (1). — Parmi ces lois, il en est une que nous prendrons pour point de départ des lignes qui vont suivre, c'est celle qui est relative aux aptitudes à la reproduction.

Si l'on examine ce qui se passe chez les animaux

(1) *Nouvelles études chimiques, physiologiques et médicales*, etc., par P.-S. Denis, docteur en médecine à Toul.

sauvages, on voit que chez la plupart, cette aptitude, ces tendances ne se manifestent qu'une fois l'an, à une époque fixe, et correspondant, pour la fin de la gestation, à un moment de l'année qui doit être favorable aux petits qui naîtront. Rien de semblable n'a lieu chez l'homme, et il devait en être ainsi, puisqu'il a reçu en partage la raison et, par conséquent, la faculté de pourvoir à ses besoins, dans toutes les saisons et à toute heure. Dès lors le nombre des naissances peut donc être aussi, à quelque chose près, le même à chaque période de l'année, et cependant il présente parfois des variations assez notables. A quoi cela tient-il? C'est une question non encore décidée et qui, assurément, ne présente point les difficultés de celle qui concerne l'explication de la vie, mais à la solution de laquelle l'intelligence doit aider encore plus que les calculs, lorsque surtout il ne s'agit que de quelques chiffres. « Un seul animal, une seule plante, a dit F. Cuvier dans un article général sur la zoologie, contiennent les lois de la vie, ; mais il n'appartient qu'au génie d'induire les vérités les plus générales des faits les moins nombreux et les plus particuliers, de découvrir sans efforts ces principes simples et féconds, qui suppléent les faits, les annoncent, guident dans leur recherche et leur découverte, et font en quelque sorte descendre la science du ciel, au lieu de la tirer de la terre. »

Aussi ne formulerons-nous aucune hypothèse, et

par cela même que nous nous abstiendrons de toute conjecture, nous nous garderons bien aussi de combattre les opinions émises. Nous nous bornerons à faire ressortir le contraste qui existe entre les résultats obtenus ici et ceux de Florac.

« A Florac, dit l'auteur (p. 101), le mois le plus froid et le plus inoccupé de l'hiver, et le seul mois de la belle saison durant lequel nous puissions raisonnablement espérer de ressentir les douces et chaleureuses impulsions du printemps, janvier et juin se disputent le premier rang et offrent les *maxima* des conceptions, tandis que le mois d'août, le mois le plus chaud et le plus débilitant de l'année, présente les *minima* dans les deux cas.

» Mais un fait plus remarquable encore, parce qu'il indique l'influence des préoccupations morales sur les conceptions, et qui, à cet égard, n'a pas besoin de commentaires, c'est l'absence des naissances durant le mois de novembre 1848, et, par suite, le défaut de conceptions durant les quelques semaines qui ont précédé ou suivi la révolution de février. »

Il y a une chose qui aurait dû être expliquée dans cette dernière phrase, c'est l'influence des quinze jours qui ont précédé le 24 février. On comprend l'influence d'un fait accompli, mais celle d'un événement inattendu est assez surprenante.

L'auteur dit ensuite que ce seul fait d'un mois entier sans naissance ne s'est produit qu'une seule fois dans la période de 21 ans dont il s'est occupé, et il regarde ce dernier comme un cas fortuit. Il y a cependant une chose qui frappe dans l'examen du tableau qu'il transcrit, c'est que plusieurs mois n'en contiennent qu'une : or, de ce nombre à zéro, la différence n'est pas grande.

Que résulte-t-il, au contraire, de nos tableaux F, S, et alors qu'il s'agit d'un arrondissement tout entier renfermant une population de 65,000 habitants? (Note du 15 janvier 1858.)

1° Août, le dernier sur la liste de Florac, pour les conceptions, devient le 6e sur celle de Toul. Il est même le 2e sur celle de l'arrondissement, bien qu'il soit le moins riche en mariages, et quand encore, ici comme dans la Lozère, c'est le mois le plus chaud, le plus débilitant, le mois des grandes fatigues pour le cultivateur, car c'est le moment des principales récoltes. — Janvier, le mois du froid et du repos, par excellence, marche de front avec août sur la liste de l'arrondissement; mais février, qui n'est généralement pas moins rigoureux et pas plus un mois de travail que janvier, se trouve le 11e. — Octobre, le 3e à Florac et dans notre arrondissement, est le 12e à Toul, *et vice versâ* pour avril, etc., etc.

Du reste, voici à cet égard un extrait des tableaux F, S.

MOIS.		CLASSEMENT.		
Naissances.	Conceptions.	Ville de Toul.	Arrond^{nt} de Toul.	Florac.
Janvier.	Avril.	2	10	5*
Février.	Mai.	4	7	9
Mars.	Juin.	1	1	2
Avril.	Juillet.	7	6	10
Mai.	Août.	6	2*	12
Juin.	Septembre.	5	8	11
Juillet.	Octobre.	12	4	3
Août.	Novembre.	8	12	7
Septembre.	Décembre.		5	
Octobre.	Janvier.	3	2*	1
Novembre.	Février.	10	11	5*
Décembre.	Mars.	11	8	4

NOTA.

Il est remarquable qu'août et janvier (arrondissement de Toul) comptent exactement le même nombre de conceptions. Du reste l'*Annuaire du Bureau des longitudes* nous apprend que le climat n'influe pas sur le rapport des naissances.

2° Sous le rapport des naissances du mois de novembre, non seulement Toul en a enregistré autant qu'à l'ordinaire en 1848, mais ici encore, si on consulte les registres des six communes rurales du tableau H, on en constate dans tous; alors, cependant, que Rosières et Minorville comptent assez rarement douze naissances par an. Cette dernière en a même eu deux.

La seule particularité que présente 1848 à Toul, c'est le plus grand nombre des morts comparé à celui des seize autres années du tableau B, exception faite, toutefois, de 1854, époque du choléra. Mais si on se reporte à des dates plus anciennes, on trouve que 1831 n'en avait guère moins, et qu'en 1835 et 1842, les décès s'élevaient à 231, non compris les militaires et les morts-nés (x).

(x) L'année 1858, à son début du moins, est remarquable aussi par sa forte mortalité, surtout si l'on a égard au chiffre actuel de la population. En effet elle l'emporte, jusqu'alors, sur toutes celles du tableau D, à l'exception de 1848, autre époque de grippe qui, du 1er janvier au 1er avril a compté 106 victimes (1,165 par jour). Si on lui compare 1858, on voit que celle-ci, au 10 mars, c'est-à-dire en 68 jours, avait 66 morts (abstraction faite des morts-nés et des transcriptions); mais cette proportion a diminué et, aujourd'hui, 31 du même mois, elle n'est plus que de 81 pour les 90 jours écoulés, soit 25 de moins qu'en 1848. Toutefois la différence proportionnelle n'est guère que de 17.

Cette situation n'a rien d'étonnant. La grippe a été si persistante et si générale; elle dégénérait si souvent en bronchite intense et en pneumonie; elle s'accompagnait si facilement de fièvres à forme adynamique, qu'on devait craindre des résultats plus regrettables encore. Il s'est déclaré aussi un certain nombre d'affections cérébrales; mais il n'y a eu ni croup, ni scarlatine, ni rougeole, ni variole, et on a très-peu observé de coqueluches, de rhumatismes et autres maladies qui sévissent souvent dans la saison des froids. C'est ce qui résulte non-seulement de l'ensemble des formules ou de la médication suivie, mais surtout des renseignements qu'ont bien voulu nous donner MM. les médecins de notre ville.

Quant aux causes de l'épidémie, on en trouve vraisemblablement une dans les alternatives de temps doux et de froid, de gelées et de dégels, de sécheresse et d'humidité (brouillards, brume et gelée blanche) qui ont caractérisé cet hiver; mais ces phénomènes météorologiques n'ont pas été de nature à expliquer, à eux seuls, l'état sanitaire de ces trois derniers mois, et il est bien évident qu'il s'y est mêlé quelques autres influences qui nous sont inconnues.

Maintenant que conclure du rapprochement qui précède ? Les faits signalés à Florac sont-ils indépendants des circonstances avec lesquels ils coïncident, ou bien Toul fait-il exception à la règle générale ?.... De quel côté aussi existe l'anomalie, là où il n'y a pas accord dans les trois colonnes du tableau qui précède ?... Nous avons dit pourquoi nous n'émettrons pas d'opinion à cet égard.

8e SECTION. — *Décès suivant les âges et suivant les sexes.*

En bonne hygiène il ne suffit pas de connaître le nombre total des décès, il est très-essentiel aussi de

Quoiqu'il en soit, l'hiver de 1858, un des meilleurs possibles pour l'ameublissement des terres, un des plus favorables pour les travaux en plein air (à l'exception du commencement de mars) et pour les malheureux pourvoir à leurs besoins, ne sera certes pas si bien classé au point de vue médical.

C'est dans les âges au-dessus de 55 ans que la mortalité s'est surtout fait sentir. Voici à combien s'est élevé le nombre des décès pour chacune des catégories suivantes :

SUBDIVISIONS DES AGES en 8 catégories. Nombre d'années dont elles se composent.	DÉCÈS, MILITAIRES COMPRIS (moins les transcriptions et les morts-nés). 1848.				1858.			
	hom.	fem.	Total.		hom.	fem.	Total.	
90 à 95 ans (5 ans)		2	2	40		1	1	50
80 — 90 — (10 —)	2	8	10		1	9	10	
75 — 80 — (5 —)	4	6	10		5	4	9	
65 — 75 — (10 —)	3	9	12		11	19	30	
55 — 65 — (10 —)	2	4	6					
10 — 55 — (45 —)	8	12	20	66	7	6	13	31
6 — 10 — (4 —)		1	1		»	»	»	
1 — 6 — (5 —)	22	10	32		5	1	6	
Au-dessous d'un ans.	5	8	13		5	7	12	
Total....	46	60	106		34	47	81	

ne pas ignorer combien il meurt de personnes à chaque âge dans les deux sexes. Ce sont des renseignements que l'auteur de *Florac* n'a pas manqué de fournir et que, du reste, le gouvernement tient à obtenir avec précision dans les relevés annuels des registres de l'état civil.

De tels documents qui, bien compris, auront pour résultats secondaires de revoir les tables de Duvillard et de Deparcieux, sur la mortalité en France, serviront surtout à apprendre aux populations les époques de la vie qui exigent de leur part le plus de précautions. Leur utilité sera complète, s'ils indiquent en outre la nature de ces soins.

Classement des décès, par genre de maladies.
(Année 1858.)

Apoplexie, meningite et ramollissement du cerveau.....	7
Asthme..	4
Phthisie pulmonaire et hémoptysie..................	2
Bronchite aiguë ou chronique, bronchite capillaire, pneumonie et pleuro-pneumonie....................	24
Entérite, gastro-entérite, entéro-colite et péritonite....	8
Fièvre typhoïde.................................	5
Diarrhée chronique..............................	2
Sénilité..	9
Convulsions	5
Cancer de l'estomac et autres, 5; résorption purulente et engorgement scrofuleux, 3; maladies du cœur et de l'utérus, hydropisie, erysipèle phlegmoneux, 5; cause inconnue, 2. Total.........	15
Total égal.........	81

(Note du 31 mars 1858.)

A ce point de vue, la 8e section n'a pas la même importance que sous le rapport des chiffres, bien qu'on y indique les causes probables de la disproportion qui existe dans la mortalité des tout jeunes enfants de Paris et de Florac.

Cette section peut se résumer ainsi :

A Paris, c'est de la naissance à trois mois qu'on remarque le plus de décès ; il n'y en a pas moitié de un à deux ans.

A Florac, au contraire, la mortalité est très-considérable de la naissance à trois mois, mais elle ne s'élève qu'au 1/5 de ce qu'elle est de un à deux ans, époque où elle fait le plus de ravage. — Jusqu'à quatre ans, le sexe masculin compte plus de victimes que le sexe féminin ; mais le contraire a lieu au-delà de quatre ans, et la différence est surtout sensible de 8 à 45 ans. A partir de ce moment, il n'y a plus d'inégalité marquée entre les deux sexes.

La disproportion entre les décès du premier âge est rapportée à plusieurs causes que nous transcrirons dans leur entier, parce qu'elles portent avec elles un enseignement qui peut avoir son utilité ailleurs encore qu'à Florac. « J'attribue, dit l'auteur, cette différence à plusieurs causes : d'abord à l'influence du climat sur la dentition, ensuite à l'allaitement maternel, plus généralement mis en pratique dans les petites villes que dans les grandes, ce qui préserve les enfants pendant les premiers mois de la vie ; et, enfin, à la prolongation, outre mesure, de ce même allaitement, ce qui produit des résultats complétement opposés à ceux que l'on veut et que l'on croit obtenir. (Voir aussi, dans la *Topographie médicale,* le chapitre relatif à l'*éducation physique des enfants* (p. 54, 55, 56, 57 et 58).

Notre intention n'est pas de reproduire tous les sages avis donnés par la médecine au sujet du premier âge ; mais nous nous croirions coupable si, en présence du tableau D supplémentaire, nous n'en rappelions pas encore quelques-uns.

De ce tableau il ressort deux choses, par rapport à à l'enfance, à Toul.

1° *Dans les douze premiers mois de la vie, l'époque des chaleurs est celle de la plus forte mortalité?* Aussi s'astreindre à la plus grande propreté envers les nouveau-nés; ne pas les tenir au soleil sans une ombrelle ou un parapluie, ou bien sans une toile dont on fait une sorte de tente, pour ceux que les mères emportent avec elles dans les champs; ne pas les emmaillotter au point de les tenir trop chaudement, de comprimer la poitrine et de gêner leurs mouvements; par conséquent, leur laisser bientôt les bras libres, du moins pendant le jour; enfin, couvrir leurs berceaux d'une simple mousseline ou autre étoffe qui n'empêche pas l'air d'y arriver et de se renouveler; telles sont les principales précautions à prendre, en été surtout, et que l'on néglige trop souvent.

2° Au contraire, *de 2 à 6 ans, l'hiver est la saison*

la plus préjudiciable à la santé? Ainsi, le tableau D supplémentaire, du 1er novembre au 31 mars, c'est-à-dire en cinq mois, présente 111 décès, quand il y en a seulement 91 pour les sept autres mois.

Ici encore, c'est sous l'influence de la température que se produit cet excédant de décès. Aussi on voit combien il importe de chercher, par une habitation saine, par de bonnes chaussures et des vêtements chauds, à préserver du froid et de l'humidité une organisation aussi délicate que celle de jeunes enfants de 2 à 6 ans, chez lesquels se fait déjà sentir le besoin de circuler. Sous ce dernier rapport, il n'est pas inutile non plus d'ajouter une recommandation au sujet de leur première sortie journalière.

La nécessité bien sentie de commencer, dès le berceau, l'éducation de l'homme, a donné lieu aux salles d'asile, et chacun, en appréciant toute l'importance et les heureux résultats, s'empresse d'y conduire ses enfants. C'est sur les précautions à prendre, pour le trajet de la maison paternelle à l'asile, qu'il nous semble utile de dire un mot. Ce trajet peut ne pas être toujours sans danger. En effet, bien souvent, en hiver, on lève l'enfant au moment même de la classe, et on se hâte de le porter aussitôt à l'école, sans se douter que le froid peut, en quelque sorte, exercer sur lui la même influence que sur une personne qui sortirait d'un bain?

Au lieu de faire ainsi passer brusquement ces petits

êtres de la température du lit à celle du dehors, il faudrait les lever une heure ou au moins une demi-heure plus tôt, et leur faire ensuite garder la chambre jusqu'au moment de la classe. Par là, on leur serait utile au point de vue de la santé, et ils contracteraient peu à peu la bonne habitude d'être matineux.

9e SECTION. — *Influence des saisons sur la mortalité.*

Hyppocrate a dit à ce sujet : « Les maladies et, par conséquent, les décès, arrivent surtout par le changement des saisons dans celles principalement où l'ordre du froid et de la chaleur est beaucoup changé, etc. »

S'il y a des exceptions à cet aphorisme, comme à toutes les règles, ce principe n'en est pas moins vrai d'une manière générale.

Voici les époques où la mortalité a le plus et le moins d'importance à Florac et à Toul.

A Florac, les saisons se classent ainsi : *été*, *hiver*, *automne*, *printemps*. Août est le mois qui donne le plus de décès, et mai, celui où il y en a le moins.

Toul, d'après les tableaux F, S (moins 1854), présente les résultats ci-dessous :

1° *Sous le rapport des saisons.*

Ville de Toul.

Moins la garnison.	Hiver. 49.79	Automne. 48.27	Printemps. 44.20	Eté. 43.87

Ces chiffres indiquent la moyenne des décès, par saison.

Garnison comprise.	Hiver. 52.72	Automne. 50.60	Eté. 47.94	Printemps. 47.47

Arrondissement de Toul.

Garnison comprise.	Hiver. 405.06	Printemps. 546.57	Eté. 524.50	Automne. 515.50

2° *Sous le rapport des mois.*

Ville de Toul.

	Maximum.				Minimum.			
Moins la garnison.	Mars. 18.33	Mai. 17.53	Janv. 16.73	Déce. 16.67	Juillet 12.47	Juin. 13.27	Avril. 13.40	Févr. 14.73
Garnison comprise.	Mars. 19.66	Mai. 18.60	Octob. 17.73	Janv. 17.53	Juillet 13.80	Juin. 14.54	Avril 14.53	N. et F. 15.53

Arrondissement de Toul.

Garnison comprise.	Janv. 158.85	Mars. 133.64	Févr. 130.57	Avril. 121.72	Sept. 102.14	Juin. 103.22	Octob. 104.57	Nov. 105.86

Nota. — Pour les mois intermédiaires, voir les tableaux F, S.

Groupe C. — *Constitution de la population au point de vue des âges.*

Après avoir donné le tableau récapitulatif de 1851, l'auteur groupe cette même population suivant les quatre grandes phases de la vie (1), et la méthode qu'il emploie est à peu près celle de Hallé.

(1) Nous n'avons pas procédé au même classement pour la population de l'arrondissement de Toul ; mais d'après les trois méthodes exposées ci-dessous et le tableau I qui va suivre, on peut aisément se faire une idée de sa composition à ce sujet.

Les voici, du reste, toutes les deux et comparées non-seulement l'une à l'autre, mais à celle que M. Flourens, secrétaire perpétuel de l'Académie des sciences, a publiée depuis, et dont M. A. Romieu a donné une si juste appréciation.

(*Moniteur universel* du 9 janvier 1855.)

Hallé.			Florac.		M. Flourens.		
			1re *période ou d'augment* (incrementum).				
1° et 2° Enfance.	1re de	0 à 7 ans. Enfance	....	00 à 15 ans.	Enfance	1re enfance de.....	0 à 10 ans.
	2e de 7 à....	12 (fem.). 14 (hom.). Enfance					
3° Adolescence 12 à 21 (f.). 14 à 25 (h.).			jeunesse ...	15 à 30 ans.	Enfance	2e — (adolescence).	10 à 20 ans.
4° Age adulte ou virilité.	croissante ...	21 à 30 (f.). 25 à 35 (h.). Age mûr	2e *période ou d'état* (status)		Jeunesse	1re jeunesse	20 à 30 ans.
	confirmée ...	30 à 40 (f.). 35 à 45 (h.). Age mûr	....	30 à 40 ans.	Jeunesse	2e —	30 à 40 ans.
			3e *période ou de déclin* (decrementum).		Age viril	1er âge viril.......	40 à 55 ans.
					Age viril	2e —	55 à 70 ans.
	décroissante .	40 à 50 (f.). 45 à 60 (h.). Vieillesse	commençante	45 à 60 ans	Vieillesse	1re vieillesse......	70 à 85 ans.
5° Vieillesse.	verte.......	50 à 60 (f.). 60 à 70 (h.). Vieillesse	confirmée .	60 à 75 ans.	Vieillesse	2e —	85 à la mort.
	confirmée (caducité) jus. 80.	Vieillesse	extrême (décrépitude)	75 à la mort.			
	décrépitude de 80 à la mort.	Vieillesse					

De ces deux derniers systèmes, l'un, celui de Florac, prend pour base à la fois notre état physique et nos aptitudes intellectuelles et morales; l'autre est exclusivement fondé sur la physiologie. Jetons d'abord un coup d'œil sur ce dernier.

M. Flourens fait durer l'adolescence jusqu'à vingt ans, parce qu'alors seulement se termine le développement des os et par suite celui du corps en longueur.

S'il prolonge la jeunesse jusqu'à quarante ans, c'est qu'alors seulement finit l'accroissement du corps en grosseur. Ce qui peut survenir, passé ce temps, n'est plus qu'une accumulation de graisse.

Puis, s'il prend pour limite de l'âge viril 70 ans, c'est qu'il aperçoit un travail *d'invigoration* qui rend toutes les parties du corps plus fermes, plus achevées et l'organisme entier plus complet, lequel travail se fait de 40 à 55 ans, et se maintient ensuite jusqu'à 70 ou à peu près.

La vieillesse commence alors. Et pour l'auteur, le signe de cet âge, c'est la perte de la force en réserve qui existe pour tous les autres. Le vieillard n'a plus que la *force agissante*, celle du moment.

Tout cela, sans nul doute, repose sur la plus claire physiologie. (A. Romieu.)

M. Flourens prouve ensuite que la vie ordinaire de l'homme, *supposée calme et à l'abri d'accidents*, doit tout au moins aller à un siècle. — Certes, il s'en faut qu'il en soit ainsi. Toutefois, il y a sous ce rapport une amélioration bien notable, comme nous l'avons dit au commencement du chapitre IV, en rappelant, d'après l'*Annuaire du Bureau des longitudes*, les principales lois du mouvement de la population en France.

Voici maintenant sur quels caractères repose le classement adopté dans Florac (p. 110).

	Etat physique.	Etat intellectuel.	Situation morale.
Enfance..............	Accroissement rapide, total et continuel.	Développement moins prompt, moins sensiblement, mais également continu.	Age d'innocence et de passions instinctives.
Jeunesse..............	Accroissement insensible ou partiel.	Développement sensible, rapide et continu.	Age d'effervescence et de passions généreuses.
Age mûr..............	Dégradation nulle ou insensible.	Summum d'intelligence.	Age de raison et de passions réfléchies.
Première vieillesse...... (vieillesse commençante).	Dégradation partielle mais sensible.	Simple affaissement.	Commencement de l'âge des passions efféminées et égoïstes.
Deuxième vieillesse...... (vieillesse confirmée).	Dégradation rapide, totale et continuelle.	Perte sensible et continue.	Age d'innocence forcée et de passions sordides. Instinct de la conservation et indifférence pour tout ce qui n'est pas le moi.
Extrême vieillesse...... (décrépitude).	Dégradation complète.	Perte plus ou moins complète.	Deuxième enfance et vie végétative.

D'après l'importance qu'offre l'étude des âges en médecine, il est évident que le classement d'une population par catégorie de cette nature est une excellente chose; mais il perd une partie de son utilité si, — dans un ouvrage du genre de celui de Florac, qui ne doit pas être seulement fait en vue de la science, en vue devenir en aide à l'autorité dans le bien qu'elle se propose, mais qui s'adresse aussi au public, — si, disons-nous, il n'est pas suivi de quelques conseils sur les soins hygiéniques que réclame plus spécialement chaque catégorie, puisque chacune est caractérisée aussi par certaines maladies particulières que l'on sait être les suivantes :

Enfance : maladies de la tête ;
Jeunesse (1) : — poitrine ;
Age mûr : — l'abdomen ;
Vieillesse : — la tête et l'hypogastre.

Nous terminerons notre groupe C par où commence celui de *Florac,* c'est-à-dire par le recensement quinquennal de 1851 auquel nous ajouterons le dénombrement de 1856; seulement il concernera l'arrondissement tout entier.

(1) Après avoir parlé tout à l'heure de l'enfance, nous nous permettrons, maintenant, au sujet de cette autre phase si importante de la vie, de recommander aux mères de famille les pages 151, 156, 169, 231, 251 et 268 de la *Topographie Médicale* de M. le docteur Simonin père, ouvrage où se trouvent résumées les précautions à prendre contre celles des affections de notre pays qui touchent le plus à l'hygiène.

TABLEAU I.

Recensements quinquennaux.

Age.	1851. SEXE MASCULIN. garçons.	mariés.	veufs.	Total.	SEXE FÉMININ. filles.	mariées.	veuves.	Total.	Total gén.
âge inconnu.	»	»	»	»	»	»	»	»	»
0 à 3 ans.	2,901	»	»	2,901	3,041	»	»	3,041	5,942
5 10	2,970	»	»	2,970	2,863	»	»	2,863	5,833
10 16	3,335	»	»	3,335	3,451	»	»	3,451	6,786
16 20	2,253	4	»	2,257	2,238	63	1	2,302	4,559
20 30	4,789	1,850	8	6,647	2,916	2,992	50	5,958	12,605
30 40	877	4,056	69	5,002	551	3,831	95	4,477	9,479
40 50	293	3,839	123	4,255	404	3,564	511	4,079	8,334
50 60	159	3,119	225	3,503	296	2,772	565	3,633	7,136
60 70	49	1,625	403	2,077	220	1,448	880	2,548	4,625
70 80	9	680	336	1,025	61	487	783	1,331	2,356
80 90	8	91	107	206	10	54	213	277	483
90 et au-dessus.	»	»	3	3	1	1	17	19	22
Total....	17,663	15,264	1,274	34,201	16,012	15,032	2,915	33,959	68,160

Suite du tableau I.

Age.	1856.									Différences que présente 1856 sur 1851.	
	Sexe masculin.				Sexe féminin.						
	garçons	mariés.	veufs.	Total.	filles.	mariées	veuves	Total.	Tot. gé.	en moins.	en plus.
âge inconnu.	1	»	»	1	»	»	»	»	1	1	»
0 à 05 ans.	2,854	»	»	2,854	2,762	»	»	2,762	5,616	326	»
5 10	2,802	»	»	2,802	2,814	»	»	2,814	5,616	217	»
10 16	3,210	»	»	3,210	3,249	»	»	3,249	6,459	327	»
16 20	1,880	3	»	1,883	1,988	82	»	2,070	3,953	606	»
20 30	3,243	1,498	25	4,766	2,259	2,707	50	5,016	9,782	2,825	»
30 40	606	3,714	75	4,393	522	3,670	159	4,351	8,744	735	»
40 50	256	3,505	148	3,909	352	3,106	334	3,792	7,701	633	»
50 60	168	3,108	372	3,648	299	2,649	645	3,593	7,241	»	105
60 70	56	1,474	404	1,934	160	1,389	901	2,450	4,384	241	»
70 80	10	600	385	995	66	395	699	1,460	2,155	201	»
80 90	1	77	112	190	15	32	189	236	426	57	»
90 et au-dessus.	1	2	3	6	1	1	10	12	18	4	»
Total....	15,088	15,981	1,522	30,591	14,487	14,031	2,987	31,505	62,096		105

Tableau J. — *Récapitulation du tableau I, avec l'indication des chiffres pour lesquels la ville de Toul y entre.*

	Arrondissement de Toul. 1851.			Arrondissement de Toul. 1856.			Ville de Toul (population municipale, y compris l'hospice). 1851.			Ville de Toul (population municipale, y compris l'hospice). 1856.		
Garçons	17,663			15,088			1,648			1,409		
Hommes mariés	15,264	34,201		13,981	30,591		1,536	3,507		1,430	2,966	
Veufs	1,274		68,160	1,522		62,096	123		7,271	127		6,659
Filles	16,012			14,487			1,998			1,820		
Femmes mariées	15,032	33,959		14,031	31,505		1,555	3,964		1,439	3,695	
Veuves	2,915			2,987			411			434		
A diminuer l'effectif de la garnison. hom^mes	921	955		1,271	1,315							
femmes	34			44								
Reste. hom^mes	33,280	67,205		29,520	60,781							
fem^mes	33,925			31,461								
Nombre de femmes en plus	645			2,141			657			727		

Rapprochement des totaux { 1851... 67,205 / 1856... 60,781

Population en moins en 1856......... 6,424 habit. en moins.

Pour Toul, voir les lignes qui suivent les tableaux A, B.

Nombre de ménages { 1851... 19,402 Ce qui représente 3 personnes 464 par ménage. / 1856... 18,986 — 3 — 200 —

Ménages en moins en 1856......... 416 ménages en moins.

Conclusions finales.

1° La population de Florac se compose de :

Individus non mariés,	1,146
Mariés,	946
Veufs des deux sexes,	193
Total,	2,285

« Le nombre des veuves est beaucoup plus considérable que celui des veufs. On peut en faire honneur au beau sexe, si l'on veut, et l'admettre comme preuve de sa fidélité aux souvenirs ; mais il faut bien rabattre de cet éloge, si l'on veut faire attention que la vieillesse et la dégradation physique arrivent plus tôt chez les femmes que chez les hommes, et qu'elles peuvent, d'ailleurs, par leurs soins, subvenir plus facilement que ces derniers à l'éducation physique et morale des enfants et aux nécessités de la vie intérieure et domestique (p. 111). »

2° De la naissance à l'âge mûr (30 ans) on compte 1,166 personnes, tandis que les deux autres périodes n'en comprennent que 1,143, ce qui laisse assez croire que le taux moyen de l'existence n'est pas considérable.

En effet, somme faite du nombre d'heures qu'ont vécu les 1,385 personnes décédées du 1er janvier 1831 au 1er janvier 1852, il est résulté qu'à Florac la vie moyenne est de 29 ans, 6 mois, 22 jours, 11 heures et quelques minutes.

« 3° Or, vous le voyez, Messieurs, quel que soit le point de vue sous lequel on envisage notre pauvre pays, il n'offre en tout, partout et toujours, que de très-mauvaises conditions d'existence.

» Cherchez donc à les améliorer, et ne vous laissez point arrêter par les difficultés. Rappelez-vous, Messieurs, qu'une volonté constante et ferme est plus puissante encore qu'un travail opiniâtre, puisque l'un procède de l'autre, etc. »

Voilà les conclusions qui terminent l'ouvrage ; maintenant voici les nôtres :

Florac, dont les chiffres relatifs à la durée de la vie moyenne (conclusions finales § 2) disent assez toute l'importance et l'à-propos, contient d'excellentes choses, et, sous certains rapports, il peut réellement servir de modèle. Mais il renferme aussi des lacunes, et il ne s'occupe pas exclusivement d'hygiène, ce qui est très-regrettable.

Tel est du moins notre avis.

Toul, le 19 décembre 1856.

SUPPLÉMENT

AU MÉMOIRE QUI PRÉCÈDE

OU

MOUVEMENT DE LA POPULATION

ET

DURÉE DE LA VIE MOYENNE

DANS L'ARRONDISSEMENT DE TOUL.

---

30 mai et 8 décembre 1857.

Un ouvrage qui a eu un certain retentissement nous a fait entreprendre le Mémoire qui précède, et nous avons profité de cette circonstance pour parler un peu de Toul, puisqu'il fallait un terme de comparaison. Mais il n'y est pour ainsi dire question que de notre ville elle-même. Aujourd'hui que le recensement de 1856 a causé une certaine impression, nous avons cru devoir étendre nos recherches à l'arrondissement tout entier, et c'est ce travail que nous venons offrir.

Nous espérons être utile à nos concitoyens en leur faisant ainsi connaître, par exemple, les âges de la vie, les époques de l'année qui exigent le plus de précautions, et la proportion si grande qui revient aux tous jeunes enfants dans le chiffre de la mortalité, etc. Nous aurions désiré présenter aussi quelques considérations sur les principales sources d'insalubrité locales, sur le mauvais entendement qui préside trop souvent à la construction des habitations, sur les avantages et les inconvénients qui résultent, pour chaque commune, de sa position topographique (soit sous le rapport du sol, soit au point de vue météorologique), ainsi que sur les moyens de remédier, autant que possible, à ces inconvénients. Mais, pour cela, il nous faudrait revoir toutes les localités, chose bien difficile, dans notre position; et, dès lors, ce sont autant de questions qu'il nous faut remettre à une autre époque. Nous dirons seulement, au sujet des principales causes d'insalubrité locales, qu'envisagées d'une manière générale, elles sont les mêmes que celles indiquées dans les Mémoires du Conseil central d'hygiène de la Meurthe, tome III, pages 117-121, 135-139, 141-143. Bien que les moyens d'assainissement y figurent aussi, nous insisterons néanmoins sur ceux qui concernent les maisons, à cause de l'influence toute particulière des logements sur la santé.

Les habitations ne doivent être ni *obscures*, ni *humides*, et il importe qu'il s'y trouve un *air pur*, *suffi-*

sant et *facilement renouvelable*. Quelques comparaisons prises dans le domaine de l'agriculture et, par conséquent, à la portée de tout le monde, dans un pays viticole, suffiront pour faire ressortir cette vérité.

Si à l'époque de la fermentation du raisin on entre dans les caves avec une chandelle, celle-ci ne tarde pas à s'éteindre, et on éprouve le besoin de se retirer, sans quoi on périrait bientôt, comme on en a malheureusement, chaque année, des preuves dans les imprudents qui procèdent, sans précautions, au battage des bouges. — Si le gaz, au lieu d'être concentré, se trouve en mélange avec une assez forte proportion d'air, la chandelle ne s'éteint pas, mais elle ne répand alors qu'une lueur blafarde; il n'y a point non plus danger de mort imminente, mais on ressent un malaise qui finirait par la produire si l'on restait toujours dans un milieu semblable. — Tous ces phénomènes proviennent de ce que la vapeur qui s'échappe des cuves est impropre à la combustion et à la respiration.

Cette histoire de nos caves, au moment des vendanges, est aussi l'histoire journalière de nos appartements. Notre santé, en grande partie du moins, dépend de la pureté de l'air que nous y respirons; seulement nous nous refusons à le croire, parce qu'il ne s'agit point d'une action aussi prompte ni aussi apparente que dans les exemples ci-dessus : mais que de névroses, de phthisies, de constitutions viciées, etc., uniquement parce que notre demeure n'est pas assez saine! De là donc, la nécessité d'éloigner des appartements les fumiers, les fosses à purin et à rouissage, etc., et d'empêcher les émanations des étables d'y parvenir. De là aussi celle de ne pas coucher dans les alcôves, surtout si elles sont fermées, et si on n'y a point pratiqué un bon système de ventilation, autrement le gaz qui s'exhale, par la respiration, s'y accumule et vicie l'air que nous aspirons pendant toute la nuit. Il en résulte, à la longue, les mêmes inconvénients que ceux dont il a été question tout à l'heure au sujet des caves, car le gaz que nous rejetons en respirant et celui que dégage le raisin en fermentation sont, l'un et l'autre, de l'acide carbonique.

Nous avons parlé aussi de la clarté du jour, comme d'une condition essentielle de la salubrité des logements. Ici, encore, une simple comparaison démontrera l'importance de cet agent. Il n'est personne, en effet, qui ne sache ce que devient une plante qu'on laisse longtemps dans une cave. L'homme, privé de lumière, s'étiole de même. — L'action d'une humidité persistante sur les végétaux indique également, à elle seule, combien nous devons nous garer des habitations humides.

Telles sont les quelques considérations par lesquelles

il nous a semblé nécessaire de commencer notre supplément. — Ce petit travail forme deux subdivisions : l'une, sur le mouvement de la population envisagé dans son ensemble ; l'autre, sur les conséquences à en tirer. Les chiffres qui y figurent proviennent des mêmes sources que celles indiquées au chapitre IV ; seulement nous avons, de plus, à adresser nos remerciements à M. le greffier du Tribunal.

Mouvement de la popu

TABLEAU

Années.	Janvier.		Février.		Mars.		Avril.		Mai.		Juin.	
	G.	F.	G.	F.	G.	F.	G.	F.	G.	F.	G.	F.
1842	55	61	70	62	87	95	60	70	72	71	76	69
1843	52	65	70	60	89	90	62	69	71	72	75	71
1844	61	59	64	96	81	48	70	60	56	57	66	42
1845	80	89	69	84	87	95	72	60	70	98	69	69
1846	74	88	68	82	85	93	73	59	66	89	69	65
Total..	322	362	341	384	429	421	337	318	335	367	355	316
1847	66	69	60	56	84	95	62	73	78	85	58	61
1848	66	65	75	81	88	86	61	71	81	68	69	74
1849	62	68	69	65	87	86	57	61	84	81	66	69
1850	80	61	82	66	87	81	70	58	64	65	65	74
1851	68	74	62	78	80	84	73	76	72	86	80	71
Total..	342	337	348	346	426	432	323	339	379	385	338	349
1852	71	51	65	55	79	83	80	84	71	75	70	54
1853	79	54	61	51	65	71	55	66	82	59	67	67
1854	59	55	63	56	67	72	68	65	70	75	65	75
1855	67	55	54	44	57	61	62	65	57	69	58	61
1856	67	68	70	60	64	58	72	70	69	63	54	63
Total..	343	283	313	266	332	345	337	350	349	341	314	320

gé dans son ensemble.

nces.

Septembre. G.	Septembre. F.	Octobre. G.	Octobre. F.	Novembre. G.	Novembre. F.	Décembre. G.	Décembre. F.	Total par sexe.		Total général.
58	90	69	57	56	76	80	81	821	834	1,655
66	77	69	57	59	72	82	81	829	823	1,652
75	87	59	90	56	97	70	86	837	856	1,693
56	70	94	75	73	67	76	52	890	898	1,788
52	63	91	73	72	64	71	49	855	859	1,714
307	387	382	352	316	376	379	349	4,232	4,270	8,502
59	61	82	93	62	69	57	68	784	858	1,642
87	54	85	60	53	57	84	77	896	824	1,720
82	84	77	74	68	61	71	68	871	859	1,730
83	69	73	79	63	65	82	64	878	830	1,708
68	65	79	74	68	59	40	51	833	857	1,690
379	333	396	380	314	311	334	328	4,262	4,228	8,490
58	72	78	59	68	49	67	40	846	760	1,606
70	64	69	55	65	46	60	61	777	694	1,471
49	57	62	64	40	58	67	58	734	757	1,491
66	63	63	78	80	52	70	49	763	723	1,486
74	45	62	56	68	52	75	55	783	706	1,489
317	301	334	312	321	257	339	263	3,903	3,640	7,543

TABLEAU L. — *Mariages.*

	1842	1843	1844	1845	1846	1847	1848	1849	1850	1851	1852	1853	1854	1855	1856	Total.
Janvier.	93	94	130	146	139	144	76	77	115	115	79	»	»	100	102	»
Février.	61	61	44	20	20	19	91	85	61	102	76	»	»	90	36	»
Mars.	34	32	85	24	25	29	38	45	14	16	28	»	»	24	25	»
Avril.	38	40	34	46	42	40	12	31	60	21	44	»	»	39	55	»
Mai.	47	49	33	67	64	55	76	49	54	62	47	»	»	73	51	»
Juin.	34	37	49	48	43	38	59	56	44	39	44	»	»	48	38	»
Juillet.	62	57	24	44	42	48	43	31	55	35	38	»	»	45	30	»
Août.	24	25	26	42	35	38	16	24	25	24	28	»	»	33	28	»
Septembre	20	19	43	44	36	34	37	38	38	40	53	»	»	18	35	»
Octobre.	24	24	18	34	27	30	53	39	50	47	46	»	»	37	21	»
Novembre.	39	38	83	61	57	56	72	33	64	62	65	»	»	63	45	»
Décembre.	36	34	60	33	31	33	26	32	42	54	44	»	»	40	47	»
	512	508	627	609	561	564	579	538	620	617	592	506	535	610	509	8487

Tableau M. — *Décès. — Morts-nés et décès avant la déclaration de naissance.*

	Janvier		Février		Mars.		Avril.		Mai.		Juin.		Juillet.		Août.		Septem		Octobr		Nove.		Décem.		Total par sexe.		Total général
	G.	F.	G.	F.	G.	F.	G.	F.	G.	F.	G.	F.	G.	F.	G.	F.	G.	F.	G.	F.	G.	F.	G.	F.			
1842	3	1	4	2	1	3	1	4	6	1	4	2	1	5	2	1	1	1	1	»	6	4	5	3	35	27	62
1843	4	1	5	2	2	1	4	2	4	2	3	1	4	2	2	2	2	»	4	1	7	1	5	3	46	18	64
1844	2	2	6	3	1	3	2	8	2	8	2	3	4	1	2	2	3	5	2	2	3	9	1	9	30	55	85
1845	8	1	6	1	6	6	6	2	5	5	4	8	7	4	7	2	4	5	3	2	4	2	5	3	65	41	106
1846	10	3	7	4	7	9	3	2	4	2	6	10	2	5	11	4	6	7	3	2	8	5	9	4	76	57	133
Total.	27	8	28	12	17	22	16	18	21	18	19	24	18	17	24	11	16	18	13	7	28	21	25	22	252	198	450
1847	3	3	7	8	2	4	3	5	4	7	2	4	8	3	5	5	7	3	7	3	9	2	2	5	59	52	111
1848	13	3	7	2	5	2	6	1	7	7	4	1	5	5	9	1	4	2	6	4	6	2	11	5	83	35	118
1849	3	6	1	4	5	4	4	5	6	3	4	4	5	7	6	2	3	2	8	3	6	5	8	2	59	47	106
1850	3	5	3	2	3	5	4	5	5	»	8	3	6	2	1	3	3	5	6	»	3	3	4	»	49	33	82
1851	7	1	6	2	7	»	5	»	9	4	4	3	4	2	1	2	4	6	6	4	5	2	2	4	60	30	90
Total.	29	18	24	18	22	15	22	16	31	21	22	15	28	19	22	13	21	18	33	14	29	14	27	16	310	197	507
1852	6	4	2	2	10	5	4	2	4	6	3	4	5	3	3	6	5	2	2	7	5	4	4	1	53	46	99
1853	»	4	6	1	5	2	4	3	6	3	4	2	1	3	5	1	3	2	4	2	»	2	4	»	42	25	67
1854	3	2	4	4	6	8	5	3	7	5	6	3	7	2	7	10	3	6	3	5	4	3	4	3	59	54	113
1855	4	1	6	1	2	2	»	4	4	3	4	1	1	3	3	»	4	5	2	4	8	2	6	4	44	30	74
1856	5	1	3	3	11	3	4	3	6	1	5	2	2	»	4	4	2	3	2	2	4	1	4	2	52	25	77
Total.	18	12	21	11	34	20	17	15	27	18	22	12	16	11	22	21	17	18	13	20	21	12	22	10	250	180	430

Décès postérieur

TABLEAU N (1). — 1° *Récapitu*

	Janvier.		Février.		Mars.		Avril.		Mai.		
	H.	F.	H.	F.	H	F.	H.	F.	H.	F.	
De la naissance à 3 mois	151	132	133	155	168	117	147	100	123	110	1
3 — à 6 mois	26	19	32	20	24	20	31	26	26	14	
6 — à 12 —	32	16	24	19	32	28	29	20	23	21	
1 an à 2 ans	54	42	45	31	35	31	29	37	30	23	
2 — 6	52	53	45	45	57	54	48	55	40	44	
6 — 10	30	18	25	23	16	25	18	24	20	32	
10 — 15	15	10	23	14	24	22	16	17	10	25	
15 — 20	18	29	15	13	15	28	16	18	11	27	
20 — 25	36	26	34	27	54	26	34	20	42	33	
25 — 30	28	22	27	27	29	22	55	29	28	26	2
30 — 35	25	27	28	18	23	23	21	13	22	13	1
35 — 40	21	23	21	27	25	24	23	20	20	20	2
40 — 45	32	26	26	18	58	32	27	17	35	33	2
45 — 50	55	37	36	30	28	23	48	16	41	31	2
50 — 55	44	47	33	46	34	57	33	21	36	48	2
55 — 60	46	47	42	52	55	56	36	37	66	57	4
60 — 65	39	58	35	50	45	49	40	42	52	53	3
65 — 70	57	62	55	65	56	78	44	72	55	52	3
70 — 75	77	88	67	75	63	78	66	76	44	68	5
75 — 80	56	85	48	81	60	73	72	67	49	71	4
80 — 85	48	64	60	62	56	65	43	47	42	49	4
85 — 90	29	27	34	22	50	27	26	34	26	33	2
90 — 95	7	3	7	10	3	4	5	7	5	8	
95 — 100	5	»	»	3	1	»	»	2	1	4	
Age indéterminé.	»	»	»	»	»	»	»	»	»	»	
Total.	983	961	895	933	953	946	887	817	845	855	73

(1) Nous aurions voulu pouvoir aussi indiquer les maladies et autres causes a
aussi avons-nous préféré nous abstenir. Nous donnerons cependant celle de 1854 et

ation de naissance.

le de 1842 *à* 1857 (moins1854).

	Août.		Septembre		Octobre.		Novembre		Décembre		Total par sexe.		Total général.
	H.	F.	H.	F.	H.	F.	H.	F.	H.	F.			
5	111	74	119	98	119	85	125	90	126	113	1572	1248	2820
0	58	55	24	34	31	30	22	24	27	21	333	296	629
5	58	34	41	19	26	28	25	15	29	15	347	257	604
1	34	32	35	57	51	38	56	30	48	39	475	392	867
8	42	35	38	33	34	44	35	42	43	52	516	536	1052
1	23	18	19	25	23	12	25	20	24	26	253	258	511
8	13	12	12	16	13	16	16	13	12	19	182	202	384
7	5	19	16	25	12	15	15	16	7	17	158	236	394
9	44	30	31	30	36	21	45	20	27	26	440	316	756
0	15	16	17	21	27	24	17	30	24	19	291	271	562
8	20	15	22	18	20	15	21	18	13	22	244	224	468
0	28	18	19	16	18	22	21	21	17	22	253	256	509
3	17	20	23	24	20	23	55	17	28	19	335	280	615
7	15	24	33	21	25	25	26	19	27	22	402	287	689
6	16	45	29	53	56	30	32	28	36	26	587	420	807
9	46	43	25	54	47	31	54	59	40	52	528	476	1004
2	54	30	59	37	27	46	57	30	38	42	477	478	955
9	57	50	28	37	41	45	40	52	38	50	521	654	1175
6	66	73	40	42	52	50	49	44	44	63	675	788	1463
9	42	51	40	37	36	44	41	53	65	75	607	731	1338
3	26	32	31	48	55	47	44	48	48	44	519	586	1105
4	19	19	24	22	22	61	24	17	23	31	509	294	603
4	6	6	9	6	5	3	2	7	8	8	66	71	137
5	»	»	1	3	»	»	2	»	1	3	15	19	34
»	»	»	1	»	»	»	»	»	»	»	1	»	1
5	755	729	716	714	756	708	789	693	795	804	9904	9376	19480

es décès, mais notre liste eut été trop incomplète et, peut-être, pas assez précise ;

10**

TABLEAU

	Janvier.		Février.		Mars.		Avril.		Mai.	
	H.	F.	H.	F.	H.	F.	H.	F.	H.	F.
De la naissance à 3 mois	8	6	10	11	17	12	5	6	5	5
3 — à 6 mois	3	1	4	2	2	1	»	2	»	1
6 — à 12 —	1	»	»	1	3	5	3	2	»	1
1 an à 2 ans	7	2	2	2	3	1	1	3	2	4
2 — 6	12	5	8	7	7	8	3	4	5	5
6 — 10	1	2	4	2	1	»	1	2	3	1
10 — 15	1	»	1	»	1	1	2	1	»	1
15 — 20	»	»	1	2	3	2	»	1	3	2
20 — 25	1	3	4	2	4	»	2	3	2	1
25 — 30	2	1	»	1	1	1	1	1	»	2
30 — 35	2	2	»	2	3	3	2	3	2	1
35 — 40	1	3	1	2	»	»	1	3	»	1
40 — 45	1	1	1	2	3	2	»	2	»	1
45 — 50	1	1	3	2	2	1	2	1	1	1
50 — 55	1	2	3	2	6	4	1	1	4	1
55 — 60	2	2	»	4	»	4	»	2	4	2
60 — 65	2	7	5	3	2	3	1	1	2	3
65 — 70	4	8	5	3	1	5	4	3	4	2
70 — 75	6	4	4	»	7	6	5	3	5	4
75 — 80	1	4	4	4	8	2	1	3	»	10
80 — 85	1	4	2	4	2	2	4	2	3	1
85 — 90	3	1	2	2	»	2	»	1	1	4
90 — 95	»	»	»	1	»	1	»	1	»	»
95 — 100	»	»	»	»	»	»	»	»	»	»
Age indéterminé	»	»	»	»	»	»	»	»	»	»
Total	61	59	62	61	76	66	39	51	46	54

(1) C'est l'année du choléra. — Deux motifs l'ont fait distraire du tableau N :
deuxième subdivision de ce supplément, à cause des décès tout exceptionnels qui o
renseignement sur le choléra.

…écès en 1854.

…t.	Août.		Septembre		Octobre.		Novembre		Décembre		Total par sexe.		Total général.
F.	H.	F.	H.	F.	H.	F.	H.	F.	H.	F.			
10	11	13	12	2	9	11	3	10	4	8	102	97	199
3	10	9	6	4	1	2	1	3	1	1	33	31	64
5	8	6	8	5	2	2	1	1	1	2	32	34	66
6	16	21	6	7	4	9	1	3	1	2	54	62	116
17	29	23	10	6	2	11	4	4	6	6	102	101	203
6	14	13	3	4	3	4	1	2	3	1	47	40	87
4	6	9	1	3	1	»	1	2	1	1	20	25	45
5	22	14	4	7	2	3	3	»	»	4	41	42	83
15	18	16	8	3	4	»	»	5	»	5	55	52	107
8	18	35	6	10	2	3	»	»	2	1	46	64	110
12	22	34	6	9	3	4	1	1	4	»	60	77	137
12	39	32	10	14	1	1	»	1	1	1	70	71	141
14	32	43	7	9	5	4	2	1	»	»	73	81	154
21	37	45	9	7	2	4	2	2	2	2	87	90	177
24	56	44	16	22	5	5	4	1	2	3	125	113	238
23	50	61	13	18	6	5	2	7	2	6	110	141	251
23	30	42	5	15	3	7	»	1	1	5	71	112	183
25	39	51	13	19	3	9	2	4	3	3	98	138	236
14	28	42	8	17	8	11	4	5	4	4	107	114	221
13	14	31	6	9	8	3	2	6	3	6	66	98	164
11	7	20	4	8	4	2	3	9	2	6	37	71	108
8	3	3	»	3	1	3	»	2	»	2	14	32	46
»	1	1	»	»	»	1	»	»	1	»	3	5	8
»	»	»	»	»	»	»	»	»	»	»	»	»	
»	»	»	»	»	»	»	»	»	»	»	»	»	
79	510	608	163	201	79	104	37	68	44	67	1453	1691	3144

…nant on n'aurait plus eu, sous certains rapports, que des données fausses dans la … et en septembre 1854. — 2° Il était bon aussi d'avoir à part ladite année, comme

3° *Total des décès par année*

(Moins les morts-nés et les

	Janvier.		Février.		Mars.		Avril.		Mai.		Juin.		J
	H.	F.	H.	F.	H.	F.	H.	F.	H.	F.	H.	F.	H
1842	86	67	90	86	58	55	55	40	58	62	52	49	5
1843	93	109	88	97	79	90	73	41	72	52	50	51	6
1844	75	73	65	66	53	61	67	65	65	60	60	58	7
1845	70	57	58	46	82	64	59	62	58	64	47	41	4
1846	60	45	64	63	82	72	65	54	58	66	48	73	5
Total	384	351	365	358	354	342	317	262	311	304	257	272	28
1847	54	66	65	69	73	52	79	69	68	58	55	59	7
1848	54	66	72	65	65	66	72	79	72	58	45	53	7
1849	113	113	34	91	63	72	59	27	66	60	78	45	7
1850	68	60	55	63	71	62	50	55	44	59	49	43	4
1851	83	60	77	73	82	69	70	57	54	70	62	53	6
Total	374	365	303	361	354	321	330	287	304	305	289	253	33
1852	72	55	55	45	54	79	64	65	63	64	40	60	4
1853	62	61	70	67	77	93	81	69	76	66	62	62	4
1854	61	59	62	61	76	66	59	51	46	54	66	73	27
1855	43	79	62	57	63	59	52	78	52	55	43	47	3
1856	48	50	40	45	51	52	43	56	39	61	43	37	5
Total	286	304	289	275	321	349	279	319	276	300	254	279	45

(1) Les chiffres des deux premières périodes proviennent des cartons de la Sous-
des transcriptions.

(2) Cet opuscule n'envisageant pas seulement notre localité en elle-même, mais da
de 1842 à 1852, puisque, jusqu'à ces dernières années, on opérait ainsi dans les
nécessaire par suite de leur importance. — (Sur ces 486 transcriptions, celles rela

e quinquennale. — Tableau P (1).

la déclaration de naissance.)

	Septembre H.	Septembre F.	Octobre. H.	Octobre. F.	Novembre H.	Novembre F.	Décembre H.	Décembre F.	Total par sexe.		Total général.	Transcrip H.	Transcrip F.
6	58	53	75	54	68	56	60	63	787	698	1485	(2)	
2	73	57	60	59	69	46	66	56	843	769	1612	»	»
3	59	54	53	58	70	59	72	63	779	734	1513	»	»
3	40	45	53	43	42	37	58	72	655	620	1275	»	»
5	50	60	53	35	59	43	53	49	688	661	1349	»	»
9	280	269	294	249	308	241	309	303	3752	3482	7234	»	»
4	60	75	54	57	73	49	49	60	778	707	1485	»	»
8	63	73	53	59	61	60	59	57	750	767	1517	»	»
5	29	38	53	35	49	40	32	49	694	670	1364	»	»
5	63	35	49	37	51	45	43	51	647	597	1244	»	»
7	66	49	70	60	62	49	70	56	823	711	1534	»	»
9	281	270	279	248	296	243	253	273	3692	3452	7144	»	»
4	44	43	42	63	37	48	61	48	629	678	1307	43	7
2	46	55	47	51	48	63	73	76	736	755	1491	38	9
8	163	201	79	104	37	68	44	67	1453	1691	3144	90	24
0	27	58	50	55	47	35	53	60	566	649	1215	100	15
5	38	39	44	42	53	63	44	44	528	561	1089	146	14
9	318	376	262	315	222	277	273	295	3912	4334	8246	417	69

ux de la dernière ont été pris dans les registres mêmes de l'état civil, à cause

avec le reste de la France, nous avons compris les transcriptions dans les décès,
atifs ; mais nous les en avons distraites, à partir de 1852. Cela devenait d'ailleurs
d'Orient ne dépassent pas 180.)

Tableau Q. — *Récapitulation, par période, des tableaux qui précèdent.*

PÉRIODE QUINQUENNALE.

1842-46.

Années.	Naissances.	Mariages.	Morts-nés.	Décès.
1842	1655	512	62	1485
1843	1652	508	64	1517
1844	1693	627	85	1564
1845	1788	609	106	1244
1846	1714	561	133	1334
Total.	8502	2817	450	7144

PÉRIODE QUINQUENNALE.

1847-51.

Années.	Naissances.	Mariages.	Morts-nés.	Décès.
1847	1642	564	111	1485
1848	1720	579	118	1612
1849	1730	538	106	1513
1850	1708	620	82	1275
1851	1690	617	90	1349
Total.	8490	2918	507	7234

PÉRIODE QUINQUENNALE.

1852-56.

Années.	Naissances.	Mariages.	Morts-nés.	Décès.	Transcript.
1852	1606	592	99	1507	50
1853	1471	506	67	1491	47
1854	1491	535	113	3144	114
1855	1486	610	74	1215	115
1856	1489	509	77	1089	160
Total.	7543	2752	430	8246	486

Population, durant la même époque. — Tableau R.

	POPULATION TOTALE.							
	GARNISON COMPRISE.			NON COMPRIS LA GARNISON.				
	hom^mes	femme^s	Total.	hom^mes	femme^s	Total.	ménages.	personnes p^ar mén^ages
1836	»	»	»	»	»	64041	»	»
1841	32510	33476	65986	30885	33425	64310	»	»
1846	32000	33495	65495	31522	33486	65008	»	»
1851	34201	33959	68160	33280	33925	67205	19407	3.464
1856	30591	31505	62096	29320	31461	60781	18986	3.200

MOYENNE PAR PÉRIODE (1).	GARNISON comprise.		GARNISON non comprise.	
1842-46	65690		64729	
1847-51	67627	65542	66766	64520
1852-56	63309		62066	

(1) Le chiffre moyen d'une période est facile à trouver en temps ordinaire : il suffit de faire la somme du recensement qui a précédé et de celui qui termine cette période, puis d'en prendre la moitié ; mais il ne pouvait en être de même au sujet de ces quinze dernières années, à cause des fluctuations assez brusques qu'a subies la population. (Voir la fin de ce supplément.) Il nous a semblé que pour l'obtenir en cette circonstance, avec le moins d'inexactitude possible, il fallait avoir égard au nombre des naissances. Voici un exemple de notre manière d'opérer : d'après le tableau Q (colonne des naissances) et l'historique que nous faisons plus loin des travaux du chemin de fer, il est évident qu'en 1852 il y a eu de nombreux départs, et que, de 1853 à 1857, c'est-à-dire pendant quatre ans, la population est restée à peu près stationnaire.

Dès lors nous posons les chiffres suivants : 67,205 (recensement de 1851) ajoutés à quatre fois le recensement de 1856, égalent 310,529 qui, divisés par 5 donnent, pour moyenne, 62,066. **On obtient ainsi les formules ci-dessous pour les trois périodes.**

Période					
1842-46	64,310 recensement de 1841 × 2	= 325,644 : 5 = 64,729			
	65,008 — 1846 × 3				
1847-51	65,008 — — × 1	= 335,828 : 5 = 66,766	= $\frac{193,561}{3}$ = 64450		
	67,205 — 1851 × 4				
1852-56	67,205 — — × 1	= 310,529 : 5 = 62,066			
	60,781 — 1856 × 4				

Mouvement de la popula

Mouvement moyen annuel, de 1842 à 1857. Class

	MOY						
	NAISSANCES.			MARIAGES.	MORTS-NÉS.		
	garçons	filles.	Total.		garço.	filles.	Total.
Janvier.	67.13	65.47	132.60	108	4.93	2.53	7.46
Février.	66.80	66.40	133.20	38	4.87	2.73	7.60
Mars.	79.13	79.87	159. »	32	4.87	3.80	8.67
Avril.	66.47	67.13	133.60	38	3.67	3.26	6.93
Mai.	70.87	72.86	143.73	55	5.27	3.80	9.07
Juin.	67.13	65.67	132.80	44	4.20	3.40	7.60
Juillet.	68.13	68.60	136.73	42	4.13	3.14	7,27
Août.	66.27	59.93	126.20	27	4.53	3. »	7.53
Septembre.	66.87	68.07	134.94	34	3.60	3.60	7.20
Octobre.	74.13	69.60	143.73	33	3.93	2.74	6.67
Novembre.	63.40	62.93	126.33	56	5.20	3.13	8.33
Décembre.	70.13	62.67	132.80	39	4.93	3.20	8.13
Total.	826.46	809.20	1635.66	566	54.13	38.33	92.46

sagé dans ses conséquences.

ois d'après l'importance de ce mouvement. — TABLEAU S.

ANNUELLE.					CLASSEMENT DE MOIS.				
ÈS.		DÉCÈS.			Naissances.	Mariages.	Morts-nés.	DÉCÈS.	
.854. ncs.	Total.	1854 seul. hommes	femmes	Total.				moins 1854.	1854 seul.
.64	158.85	61	59	120	10	1	8	1	8
.64	150.57	62	61	123	7	2	5	3	7
.57	133.64	76	66	142	1	11	2	2	5
.36	121.72	39	51	90	6	8	11	4	12
.07	121.43	46	54	100	2*	4	1	5	11
.79	103.22	66	73	139	8	3	5	11	6
.43	107.36	270	279	549	4	6	9	7	2
.07	106. »	510	608	1118	12	12	7	8	1
. »	102.14	163	201	364	3	9	10	12	3
.57	104.57	79	104	183	2*	10	12	10	4
.50	105.86	37	68	105	11	3	3	9	10
.43	114.07	44	67	111	8	7	4	6	9
.07	1391.43	1453	1691	3144					

Il y a, au sujet de ce classement, la même observation à faire que pour celui des communes du tableau U supplémentaire.

Moyenne des décès à chaque âge. — Parallèle, s

CATÉGORIES. — SOMME DES AGES dont elles se composent.		DU 1er JANVIER 1842 AU 1er JANVIER 1. MOYENNE DES DÉCÈS par année.			2. NOMBRE DE D dans chaque ca sur 100 déc	
		hommes	femmes	sexes réu.	hommes	femmes
De la nais. à 3 mois	3 mois	112.29	89.14	201.43	15.88	13.03
3 — à 6 mois	id.	23.79	21.14	44.93	3.36	3.09
6 — à 12 —	6 mois	24.79	18.36	43.15	3.50	2.69
1 an à 2 ans	1 an	33.93	28. »	61.93	4.80	4.09
2 — 6	4 ans	36.86	38.28	75.14	5.21	5.60
6 — 10	id.	18.07	18.43	36.50	2.56	2.69
10 — 15	5 ans	13. »	14.43	27.43	1.84	2.11
15 — 20	id.	11.28	16.86	28.14	1.59	2.47
20 — 25	id.	31.43	22.57	54. »	4.44	3.30
25 — 30	id.	20.79	19.35	40.14	2.94	2.83
30 — 35	id.	17.43	16. »	33.43	2.46	2.34
35 — 40	id.	18.07	18.29	36.36	2.55	2.67
40 — 45	id.	23.79	20. »	43.79	3.36	2.92
45 — 50	id.	28.71	20.50	49.21	4.06	3. »
50 — 55	id.	27.64	30. »	57.64	3.91	4.39
55 — 60	id.	37.71	34. »	71.71	5.33	4.97
60 — 65	id.	34.07	34.14	68.21	4.82	4.99
65 — 70	id.	37.21	46.72	83.93	5.26	6.83
70 — 75	id.	48.21	56.29	104.50	6.81	8.23
75 — 80	id.	43.36	52.21	95.57	6.13	7.63
80 — 85	id.	37.07	41.86	78.93	5.24	6.12
85 — 90	id.	22.07	21. »	43.07	3.12	3.07
90 — 95	id.	4.72	5.07	9.79	» 67	» 74
95 — 100	id.	1.07	1.36	2.43	» 15	» 20
Age indéterminé.		».07	» »	».07	» 01	» »
Total.		707.43	684. »	1391.43	100. »	100. »

(1) Cette opération, indispensable pour arriver à un classement exact, s'est fai catégorie de 1 an à 2 ans; par 16, pour la catégorie de 2 ans à 6 ans; par 1

(2) Les chiffres de la colonne 4 indiquent la proportion dans laquelle a eu lieu proportion de la mortalité normale. *Ex. :* Sur 100 décès (catégorie de 45 à 50 ans, décès : c'est-à-dire qu'en 1854, il y a eu 67 p. 0/0 ou 2 fois plus de morts parmi le vante : 87 (décès de cette catégorie en 1854); 28,71 (moyenne annuelle) :: 1 0,33 centièmes qui × 87 = 28,71, chiffre de la *mortalité normale.* — 2° 0,67 centièmes, qui également × 87 = 58,29, chiffre de la *mortalité anorma* 6 nombres soulignés représentent une mortalité inférieure à celle d'une année m

(3) Ce classement a été établi, d'après le système indiqué tout à l'heure, c'est âges qui composent chaque catégorie renferme de fois le nombre 3 mois.

port, entre une année moyenne et 1854. — Tableau T.

)INS 1854).		ANNÉE 1854 SEULE.					
3.		4.			5.		
MENT DES CATÉGORIES près le nombre tionnel des décès (1).		EXCÉDANT DE MORTALITÉ. Proportion pour cent (2).			CLASSEMENT DES CATÉGORIES d'après cet excédant (3).		
femmes	sexes ré.	hommes	femmes	sexes réu.	hommes	femmes	sexes réu.
1	1	9	8	1	23	4	22
2	2	28	32	30	1	1	1
3	3	23	46	35	2	2	2
4	4	37	55	47	3	3	3
7	7	64	62	63	4	6	4
13	15	61.56	54	58	6	14	6
22	22	35	42	39	18	21	19
20	21	72	60	66	8	16	12
14	13	43	57	50	17	17	17
18	18	54.81	70	63.51	15	12	14
21	20	71	80	75.60	9	5	7
19	19	74	74	74	7	10	8
17	16	67.42	75	71.57	10	9	10
16	14	67	77	72	11	7	9
12	12	78	73	75.79	5	11	5
11	10	66	76	71.44	12	8	11
10	11	52	69.52	62.73	16	13	15
8	8	62	66	64	13	15	13
5	5	55	51	53	14	18	16
6	6	34	47	42	19	19	18
9	9	»	41	27	20	20	20
15	17	37	34	6	22	22	21
23	23	56	2	18	21	23	23
24	24	"	"	"	24	24	24
»	»	»	»	»	»	»	»
		51.31	59.56	55.74			

chiffres de la colonne 2 par 2 pour la catégorie de 6 mois à un an, par 4 pour la ie de 6 ans à 10 ans ; par 20, pour toutes les autres.

s. La différence entre ces mêmes chiffres et le nombre 100 donne, au contraire, la t le chiffre normal, et les 67, portés au tableau, constituent l'excédant de à 50 ans, que dans une année moyenne. C'est ce qui résulte de la proportion sui- ° en divisant 28,71 par 87, l'unité se décompose en une première fraction de ces 0,33 centièmes de 100 ou de 1,00, on trouve, pour l'autre fraction de l'unité, ant de décès, dans cette catégorie, en 1854, a été réellement de 67 pour cent. (Les

t les chiffres de la colonne 4 par 2, 4, 16 ou 20, selon que la somme des différents

Rapport des divers éléments de la popu
Comparaison, à cet égard, avec la m

	ARRONDISSEMENT DE TOUL.	MOYENNE EN FRANCE.
Naissances.	1 pour 39.45 habitants. Soit 2.535 p. 0[0.	1 pour 36.47 habitants
	ou pour 3647 habitants :	
	92.45 naissances.	: 100 naissances.
	C'est-à-dire 7.55 p. 0[0 au désavantage de l'arrondiss de Toul.	
Mariages.	1 pour 114.03 habitants. Soit 0.887 p. 0[0.	1 pour 126 habitants.
	Ou pour 11403 habitants :	
	100 mariages.	: 90.50 mariages.
	C'est-à-dire 9.50 p. 0[0 à l'avantage de l'arrondiss de Toul.	
Morts-nés.	1 pour 17.69 naissances.	: 1 pour 30 59 naissanc
	Ou 42.47 p. 0[0 de plus ici que sur l'ensemble de la Fr	
	Mais 33.41 p. 0[0 de moins qu'à Paris (voir le tableau	
Décès. Année 1854 comprise.	1 pour 43.46 habitants. Soit 2.30 p. 0[0.	1 pour 42.35 habitants
	Ou pour 4346 habitants :	
	100 décès.	: 102.62 décès.
	C'est-à-dire 2.62 p. 0[0 en faveur de l'arrondisseme Toul.	
	Nombre de décès pour 100 naissances :	
	90.77 décès.	: 86.12 décès.
Décès. Abstraction faite de 1854.	1 pour 47.10 habitants. Soit 2.123 p. 0[0.	1 pour 42.91 habitants
	C'est-à-dire 9.76 p. 0[0 en faveur de l'arrondisseme Toul.	
	Nombre de décès pour 100 naissances :	
	83.76 décès.	: 84.99 décès.

Durée de la vie moyenne		compris 1854	moins 1854	compris 1854	moir
	hommes.	37 ans 6 m	37 ans 2 m		
	femmes.	41 »	40 6		
	sexes réu	39 3	38 10	36 ans 6 m	

ux, et avec le chiffre même de la population.

nce (de 1839 à1855). — Tableau U.

hiffres relatifs à l'arrondissement de Toul sont basés sur la moyenne de sa popu-
endant les quinze dernières années (1842-1856), abstraction faite seulement de
son (voir à ce sujet le tableau R). — La garnison ne doit pas, nécessairement,
n ligne de compte, pour les naissances, dans une statistique locale : autrement
ait en résulter des erreurs soit dans l'étude d'un même lieu à diverses époques,
s la comparaison de deux contrées entr'elles, car il n'y a pas de la troupe dans
arrondissements, et l'effectif d'une garnison est chose très-variable.

base que pour les naissances.

hiffres de la colonne arrondissement de Toul ont été établis d'après les tableaux
(garnison comprise). Il devait en être ainsi pour les décès, puisque la troupe est
aux mêmes influences climatériques que le reste de la population, et que la mort
s victimes comme dans le civil.
ne on le voit, le choléra a eu une influence sensible sur le chiffre de la morta-
ns l'arrondissement de Toul; mais il n'a augmenté que de 1.15 celui de la
c en France. — L'année 1854 n'en est pas moins celle qui compte le plus de
lepuis 1816. C'est aussi la seule du tableau X qui présente moins de naissances
décès. (Le nombre de ces derniers a été de 9?2,008, en 1849, et de 992,779,
, non compris les morts-nés. Celui des naissances a été de 995,466 en 1849, et
461 en 1854.)
a, proportionnellement, moins de naissances dans l'arrondissement de Toul que
nsemble de la France, d'autre part, la mortalité est aussi moins forte, ce qui
pourquoi on remarque à peu près le même nombre de décès pour 100 naissances
deux colonnes ci-jointes, *abstraction faite de l'année du choléra, c'est-à-*
1854.

les calculs relatifs à la durée de la vie moyenne, les décès de la catégorie 95 à
s (tableaux N et O) ont été multipliés seulement par 95 au lieu de l'être par
Pour les autres catégories, le multiplicateur a été 1 mois 1|2, 4 mois 1|2, 9 et
; 4 ans, 9 ans, 12 ans 1|2, 17 ans 1|2, etc.

A la suite du tableau qui précède, il deviendrait assurément très-utile d'indiquer dans quelle proportion les décès ont eu lieu, par commune, durant les quinze années qui servent de base à ce travail ; mais le temps nous a manqué pour en classer la liste complète.

Voici seulement celle de la période si difficile que nous venons de traverser (moins les transcriptions). Cette liste, en ce qui concerne les décès cholériques (année 1854), a été faite surtout d'après les états annuels de Messieurs les maires sur le mouvement de la population, et complétera celles qui, données au moment même de l'invasion, d'après les bulletins journaliers, ne pouvaient être qu'approximatives ; lesdits bulletins n'ayant point toujours la régularité désirable, et bien des communes n'y ayant pas recours dans une épidémie peu intense, ou quand les décès n'ont plus lieu que de loin en loin.

Nous mettrons entre parenthèse les décès indiqués comme cholériques, lorsqu'il n'y aura pas eu de bulletins journaliers et quand, en outre, la mortalité n'aura pas dépassé la moyenne ordinaire.

Tableau U supplémentaire.

Années 1852, 1853, 1854, 1855 et 1856.

Classement (1).	Noms des communes.	Population. Recensements quinquennaux. 1851	1856	Moyenne. Mode R (2).	Mode ordinaire.	Décès des 5 années (moins les transcriptions). A Total moins 1854.	B Moyenne moins 1854.	C 1854 Année seule.	Proportion sur 100 habitants. Moins 1854. Mode R (3).	Mode ordinaire.	1854 seul Mode R.	Décès cholériques constatés en 1854. Durée de l'épidémie (4).	[illegible]
40	Aboncourt	368	329	339	345	24	6. »	29	1.77	1.74	8.53	5 At, 15 S.	23
12	Aingeray	690	518	552	604	28	7. »	18	1.27	1.16	3.26	15 Jn, 30 At.	10
117	Allain-aux-Bœufs	613	534	550	573	64	16. »	58	2.91	2.79	10.56	25 Jt, 8 O.	46
43	Allamps	522	502	506	512	36	9. »	20	1.78	1.70	3.95	2, 13 At.	6
82	Andilly	380	337	346	358	30	7.50	28	2.17	2.09	8.09	14 Jn, 31 At.	21
23	Ansauville	347	333	336	340	21	5.25	15	1.56	1.54	4.46	17 At, 30 D.	12
97	Arnaville	835	749	766	792	72	18. »	20	2.35	2.27	2.61	»	»
88	Avrainville	454	402	412	428	37	9.25	14	2.25	2.16	3.40	13 Jn, 31 At.	8
108	Bagneux	313	272	280	292	29	7.25	42	2.59	2.48	15. »	21 Jt, 2 S.	38
93	Bainville	385	374	376	379	35	8.75	16	2.33	2.31	4.26	14 At, 3 S.	3
106	Barisey-au-Plain	502	444	456	473	47	11.75	5	2.58	2.48	1.10	»	»
37	Barisey-la-Côte	282	249	256	263	18	4.50	14	1.76	1.70	5.47	10, 25 At.	5
81	Battigny	354	345	347	349	30	7.50	5	2.16	2.15	1.44	21 At, 12 S.	(3)
40	Bayonville	411	374	381	392	27	6.75	9	1.77	1.72	2.36	»	»
6	Beaumont	194	178	181	186	8	2. »	»	1.10	1.07	» »	»	»
46	Bernécourt	310	330	326	320	24	6. »	14	1.84	1.87	4.29	13 At, 1 S.	3
13	Beuvezin	354	331	352	332	18	4.50	8	1.28	1.28	2.27	»	»
75	Bicqueley	600	628	618	634	52	13. »	46	2.10	2.05	7.44	12 Jt, 3 S.	34
101	Blénod-lès-Toul	1562	1301	1353	1431	131	32.75	140	2.42	2.29	10.35	6 Jt, 12 O.	107
99	Boucq	1048	887	919	967	87	21.75	102	2.37	2.25	11.10	26 Jn, 8 S.	95
79	Bouillonville	300	274	279	287	24	6. »	28	2.15	2.09	10.04	17 At, 12 O.	25
16	Bouvron	395	339	366	377	20	5. »	32	1.37	1.33	11.21	7 Jt, 3 S.	43
25	Bruley	604	544	556	574	33	8.75	23	1.57	1.52	4.14	3 S., 3 O.	12
104	Bulligny	829	730	766	789	74	18.50	46	2.42	2.34	6.01	15 At, 2 N.	31
33	Charey	390	363	370	377	25	6.25	4	1.69	1.66	1.08	»	»
71	Charmes-la-Côte	368	517	527	542	44	11. »	60	2.09	2.05	11.39	23 Jn, 31 O.	50
20	Chaudeney	444	430	433	437	26	6.50	8	1.50	1.49	1.83	18, 23 Jt.	2
114	Choloy	534	473	488	506	54	13.50	31	2.77	2.67	6.35	4 At, 6 O.	22
18	Colombey	1086	1010	1025	1048	57	14.25	18	1.39	1.36	1.68	10 Jt, 29 O.	27
104	Courcelles	291	285	286	288	28	7. »	8	2.45	2.43	2.80	29 Jt, 3 S.	(3)
98	Crépey	981	880	900	930	85	21.25	69	2.36	2.28	7.67	4 At, 9 S.	43
111	Crézilles	382	335	344	358	37	9.25	38	2.69	2.58	11.05	22 Jt 20 N.	33
37	Dolcourt	249	257	255	253	18	4.50	3	1.76	1.78	1.18	18 Août.	(1)
78	Domèvre	393	402	401	398	34	8.50	2	2.12	2.11	0.50	»	»
35	Domgermain	1203	1093	1115	1149	85	21.25	113	1.91	1.85	10.13	26 Jn, 25 At.	89
11	Dommartin-la-Chaussée	140	166	161	153	8	2. »	5	1.24	1.31	3.11	»	»
64	Dommartin-lès-Toul	609	560	570	584	45	11.25	14	1.97	1.93	2.46	8 Jt, 30 At.	4
69	Écrouves	674	660	663	667	55	13.75	19	2.07	2.06	2.87	»	»
16	Essey-et-Maizerais	843	838	839	841	46	11.50	10	1.37	1.37	1.19	23 Août.	(1)
112	Euvezin	407	381	389	395	42	10.50	6	2.70	2.66	1.54	»	»
45	Favières	1158	1059	1077	1103	79	19.75	39	1.83	1.79	3.48	30 Jn, 19 O.	50
36	Fécocourt	598	465	490	530	34	8.50	47	1.73	1.60	9.59	29 Jt, 2 O.	41
9	Fey-en-Haye	254	204	210	219	10	2.50	3	1.19	1.14	1.43	»	»
71	Flirey	481	463	467	472	39	9.75	10	2.09	2.07	2.14	»	»
53	Fontenoy	420	261	293	340	20	5. »	6	1.71	1.47	2.05	»	»
94	Foug	1527	1240	1297	1383	120	30. »	97	2.31	2.17	7.48	20 Jt, 10 S.	62
73	Francheville	455	421	428	438	36	9. »	10	2.10	2.05	2.34	4 At, 6 S.	6
100	Gelaucourt	137	110	115	123	11	2.75	4	2.39	2.24	3.48	23 Août.	1
79	Gémonville	530	508	512	519	44	11. »	7	2.15	2.12	1.37	»	»
69	Germiny	618	572	581	598	48	12. »	12	2.07	2.02	2.07	9 Août.	(2)
3	Gézoncourt	261	244	247	252	9	2.25	2	0.91	0.89	0.81	»	»
54	Gibeaumeix	404	340	353	372	24	6. »	44	1.70	1.61	12.46	3 At, 11 O.	33
60	Gondreville	1658	1442	1485	1550	115	28.75	76	1.94	1.85	5.12	15 At, 13 S.	49
103	Grimonviller	295	290	291	292	29	7.25	5	2.49	2.48	1.72	11 At, 20 S.	(2)
63	Griscourt	173	184	179	177	14	3.50	5	1.96	1.98	2.79	»	»
8	Grosrouvres	190	191	191	190	9	2.25	2	1.18	1.18	1.05	»	»
27	Gye	241	228	231	234	15	3.75	10	1.62	1.60	4.33	20 Jt, 27 S.	5
110	Hamonville	134	122	124	128	13	3.25	1	2.62	2.54	0.81	»	»
1	Housselmont	47	58	40	42	1	0.25	1	0.62	0.60	2.50	»	»
83	Jaillon	311	308	309	309	27	6.75	4	2.18	2.18	1.29	»	»
19	Jaulny	475	473	473	475	27	6.75	9	1.42	1.42	1.89	10 Août.	2
	Report												
28	Lagney	763	687	702	725	45	11.25	23	1.60	1.55	3.28	18 Jt, 27 S.	9
7	Laneuveville-der.-Foug	402	378	383	380	17	4.25	17	1.11	1.01	4.44	3, 30 At.	8
118	Lay-Saint-Remy	445	375	389	410	47	11.75	11	3.02	2.87	2.83	»	»
47	Limey	327	306	310	316	23	5.75	7	1.85	1.82	2.25	»	»
30	Lironville	306	316	314	311	21	5.25	4	1.67	1.69	1.27	18, 26 At.	(2)
40	Liverdun	2000	1069	1255	1539	89	22.25	24	1.77	1.45	1.91	22 At, 18 N.	10
44	Lucey	901	817	834	859	60	15. »	48	1.80	1.75	5.76	24 At, 13 O.	33
53	Maizières	583	554	560	568	42	10.50	10	1.88	1.85	1.79	7 At, 4 S.	1
28	Mamey	391	374	377	382	25	6.25	10	1.66	1.64	2.65	21 Août.	1
57	Mandres	442	442	442	442	34	8.50	6	1.92	1.92	1.36	»	»
112	Manoncourt	300	274	278	286	30	7.50	3	2.70	2.62	1.08	»	»
73	Manonville	294	297	297	297	25	6.25	4	2.10	2.10	1.35	»	»
5	Martincourt	296	291	299	293	13	3.25	2	1.09	1.11	0.67	»	»
51	Ménil-la-Tour	334	282	296	318	22	5.50	57	1.86	1.73	19.26	30 Jn, 22 At	50
119	Ménillot	358	284	289	296	39	9.75	21	3.37	3.29	7.27	13 At, 2 Oct.	17
84	Minorville	384	389	388	386	34	8.50	7	2.19	2.20	1.80	18 At, 1 S.	4
61	Mont-l'Étroit	250	240	244	249	19	4.75	4	1.95	1.91	1.64	18 Jt, 14 At.	(4)
66	Mont-le-Vignoble	442	431	433	436	35	8.75	11	2.02	2.01	2.54	29 Juillet.	1
65	Montrot	233	205	211	219	17	4.25	15	2.01	1.94	7.11	1 At, 1 N.	5
21	Noviant-aux-Prés	435	430	431	432	26	6.50	7	1.51	1.50	1.62	18 Août.	1
85	Ochey	540	490	500	515	44	11. »	77	2.20	2.14	15.40	25 Jt, 8 S.	65
116	Pagney-der.-Barine	609	504	525	556	60	15. »	50	2.86	2.70	9.52	25 At, 27 S.	38
26	Pannes	425	398	403	411	26	6.50	11	1.61	1.58	2.73	»	»
47	Pierre	515	480	487	497	36	9. »	41	1.85	1.81	8.42	10 Jt, 28 At.	33
115	Pulney	255	214	222	234	25	6.25	37	2.82	2.67	16.67	1 At, 5 S.	32
28	Régniéville	324	314	316	319	21	5.25	16	1.66	1.65	5.06	3 At, 14 S.	14
109	Rembercourt	431	374	385	402	40	10. »	31	2.60	2.49	8.05	8 Jt, 13 N.	26
30	Rémenauville	215	207	210	215	14	3.50	6	1.67	1.65	2.86	»	»
2	Rogéville	250	245	246	247	8	2. »	7	0.81	0.81	2.85	»	»
73	Rosières-en-Haye	322	307	310	314	26	6.50	31	2.10	2.07	10. »	28 Jn, 8 S.	22
106	Royaumeix	434	408	417	431	43	10.75	63	2.58	2.49	15.11	11 Jn, 27 Jt.	36
4	Saint-Baussant	254	269	266	261	11	2.75	4	1.03	1.05	1.50	24 At, 10 N.	2
57	Saizerais	907	816	834	861	64	16. »	100	1.92	1.86	11.99	7 At, 27 S.	83
14	Sanzey	270	273	272	271	14	3.50	37	1.29	1.30	13.60	15 Jt, 3 S.	56
95	Saulxerotte	249	206	215	227	20	5. »	16	2.33	2.20	7.44	23 Jt, 6 N.	15
87	Saulxures-lès-Vannes	885	796	814	840	72	18. »	39	2.21	2.14	4.79	18 At, 20 N.	30
55	Seicheprey	317	297	301	307	23	5.75	4	1.91	1.87	1.33	»	»
37	Selaincourt	577	547	553	562	39	9.75	20	1.76	1.73	3.62	18 At, 7 S.	7
91	Sexey-aux-Forges	480	428	438	454	40	10. »	8	2.28	2.20	1.83	»	»
47	Sexey-les-Bois	478	456	460	467	34	8.50	16	1.85	1.82	3.48	16 S., 8 N.	9
85	Thiaucourt	1878	1642	1688	1757	148	37. »	104	2.20	2.11	6.16	18 At, 8 N.	76
61	Thuilley	418	409	411	413	32	8. »	35	1.95	1.94	8. »	4 At, 19 S.	27
90	Toul	8506	8191	8254	8348	749	187.25	318	2.27	2.24	3.85	9 Jt, 6 O.	110
73	Tramont-Emy	130	116	119	123	10	2.50	7	2.10	2.05	5.88	9, 30 Sept.	5
92	Tramont-Lassus	249	236	239	242	22	5.50	12	2.30	2.27	5.02	20 At, 14 O.	10
59	Tramont-Saint-André	314	294	298	304	23	5.75	8	1.93	1.89	2.68	»	»
92	Tremblecourt	314	302	304	308	28	7. »	18	2.30	2.27	5.92	14 At, 19 O.	13
68	Trondes	824	752	766	788	63	15.75	34	2.06	2. »	4.44	3 Jt, 1 S.	22
27	Uruffe	880	920	912	900	59	14.75	21	1.62	1.64	2.30	4 At, 27 S.	6
88	Vandelainville	171	166	167	168	15	3.75	»	2.25	2.23	»	»	»
105	Vandeléville	561	351	353	556	64	13.50	14	2.44	2.43	2.33	26 Jt, 20 At.	1
51	Vannes	508	496	498	502	37	9.25	17	1.86	1.85	3.41	10, 20 Août.	5
54	Viéville	306	301	302	303	23	5.75	6	1.90	1.90	1.99	»	»
13	Vilcey-sur-Trey	333	300	307	316	16	4. »	2	1.30	1.27	0.63	»	»
47	Villers-en-Haye	288	297	297	292	22	5.50	7	1.85	1.88	2.36	3, 4 Sept.	3
10	Villey-le-Sec	428	401	406	414	20	5. »	6	1.23	1.21	1.48	»	»
22	Villey-Saint-Étienne	805	763	771	784	47	11.75	19	1.52	1.50	2.46	25 Jt, 1 O.	14
67	Xammes	569	537	543	553	28	7. »	7	2.04	1.98	2.04	»	»
	Total	68160	62096	63309	65128	5103	1275.75	3144	2.014	1.958	4.960	11 Jn, 30 D.	1959
											Mode ordinaire 4.827		

(1) Ce classement est basé sur les chiffres proportionnels de la mortalité, moins 1854 (mode R). Plusieurs numéros manquent parce que d'autres sont exprimés plusieurs fois ; tels sont, par exemple : 74, 75, 76, 77, cinq communes figurant avec le numéro 73.

(2) C'est-à-dire d'après le système indiqué au tableau R. — Dans le *mode ordinaire* la moyenne a été prise par moitié.

(3) Ici les expressions de *mode R*, *mode ordinaire*, servent à indiquer lequel des nombres du *mode R* ou du *mode ordinaire* (colonne *population*) a servi pour le second terme de la proportion.

(4) Les lettres Jn, Jt, At, S., O., N., D., signifient juin, juillet, août, septembre, octobre, novembre, décembre.

Dernière note sur le choléra et sur 1854.

L'année 1854 s'étant montrée assez exceptionnelle au point de vue médical, pour que le gouvernement, dans l'intérêt de la science et de l'humanité, en fasse retracer l'histoire (1), il nous a semblé qu'il ne serait pas inutile d'ajouter encore quelques lignes à celles qui précèdent.

C'est le 11 juin que le fléau asiatique fit irruption dans l'arrondissement de Toul. Cependant, d'après les listes municipales sur le mouvement annuel de la population, Favières aurait eu un décès cholérique le 30 mars, ce qui n'aurait rien d'étonnant, car, depuis le 9 du même mois, il existait à Bayon (arrondissement de Lunéville). Il avait même été constaté à Nancy dès le 16 décembre 1853.

Quoi qu'il en soit, il n'est devenu épidémique que le 11 juin, et il n'a tout-à-fait disparu que le 30 décembre. Durant ce laps de temps, il s'est répandu dans 82 communes qui se classent ainsi, soit sous le

(1) *Le Constitutionnel* du 31 mai 1858 annonce, en effet, la publication officielle d'un ouvrage plein d'intérêt, entièrement consacré à l'étude du mouvement de la population en 1854, et destiné à la collection des documents relatifs à la statistique générale de France.

rapport de l'invasion, soit au point de vue de la terminaison de la maladie.

	Invasion.	Terminaison.
Juin............	9	»
Juillet..........	26	3
Août...........	43	20
Septembre........	4	31
Octobre..........	»	17
Novembre........	»	10
Décembre........	»	1
Total....	82	82

Le nombre des victimes qu'il y a faites s'élève à 1,959, y compris 3 décès cholériques survenus en dehors des époques indiquées au tableau U supplémentaire, et appartenant aux communes et aux dates suivantes : Favières, 30 mars ; Tremblecourt, 30 juin; Villers-en-Haie, 20 décembre.

Quant au chiffre total des morts en 1854, il s'est élevé à 3,144, c'est-à-dire à plus du double de la moyenne ordinaire. Aussi présente-t-il deux points importants à examiner : 1° les causes auxquelles sont dus ces nombreux décès; 2° les âges et le sexe qui ont été le plus frappés.

Les colonnes 4 et 5 du tableau T donnant, sur chaque catégorie, envisagée à ce dernier point de vue, tous les renseignements nécessaires, il suffira, ici, de les résumer. Les âges extrêmes, c'est-à-dire l'enfance (de la naissance à 3 mois) et surtout la vieillesse, sont les deux époques où, proportionnellement, la mortalité a fait le moins de ravage : elle a même été au-dessous de la moyenne, en ce qui concerne les hommes, à partir de 80 ans. Cela a eu lieu encore chez les garçons au-dessous de 3 mois, tandis que les décès féminins de cette catégorie occupent le n° 4 dans la colonne de classement. — C'est de 3 mois à 10 ans, puis de 30 à 60 que, proportionnellement, la mortalité a été la plus forte. — Les femmes ont eu davantage à souffrir que les hommes. Ainsi le nombre des décès féminins a dépassé de 238 celui des décès masculins, quand, au contraire, année moyenne, il est moindre, ainsi que le prouve le tableau S. — Plusieurs catégories ne présentent entr'elles qu'une très-minime différence, ne s'élevant pas même, pour plusieurs, à une unité. *Exemple :* 30 à 35 et 50 à 55.

Voici maintenant les causes des décès de l'arrondissement de Toul, non-seulement en 1854, mais aussi en 1855, autrement dit pendant les deux années de la dernière invasion du choléra, dans la Meurthe.

	1854			1855
	1er janvier au 1er juin.	1er juin au 31 décem.	Total.	Total.
Choléra épidémique	»	1959	1959	8
— sporadique (1)	»	»	»	3
Cholérine (2)	»	»	»	»
Suette (3), variole (1 en 1854, 2 en 1855), rougeole, scarlatine	16	18	34	33
Fièvre typhoïde (4)	44	32	76	100
Fièvre, en général, et fièvre intermittente	18	13	31	20
Aliénation	»	»	»	5
Apoplexie, en général; ramollissement cérébral, hydrocéphalie et encéphalite, méningite et fièvre cérébrale (5)	42	48	90	75

(1) 1855. — Ansauville, janvier; Euvezin, juillet; Liverdun, décembre.

(2) 1854. — A peu près générale pendant l'invasion du choléra. Dans les feuilles communales, relatives au mouvement de la population (Bulligny, Lucey, Mont-L'Etroit) 4 morts sont attribuées à cette affection; mais sur notre liste elles sont comprises avec les décès cholériques.

(3) 1854. — Thiaucourt et Dommartin-les-Toul : 2 décès (février et octobre). — Paraît avoir régné épidémiquement à la même époque que le choléra à Moutrot et à Vandeléville; elle y a fait 8 victimes, dont 4 enfants de 1 à 7 ans et 4 personnes de 23 à 75 ans — 1855 : 3 décès.

(4) 1855. — 20 à Crépcy, dont 19 du 1er juillet au 31 décembre; 12 à Saulxures, de janvier à juillet; 8 à Euvezin, etc.

(5) 1854. — 4 décès de fièvre cérébrale ont eu lieu à Laneuveville, du 3 au 25 novembre. A peu près à cette époque, ou du moins du 2 septembre à la fin de décembre, 6 décès, de même nature, ont été constatés dans 5 autres localités voisines, ou peu éloignées de la première; ce sont : Trondes, Foug, Lay, Charmes, Gye.

Les diverses affections du groupe qui nous occupe, et dont l'une (la méningite) présente parfois des caractères épidémiques, sont assez fréquentes dans l'arrondissement de Toul, pour que nous en disions un mot en particulier. Elles reconnaissent de nombreuses causes occasionnelles et prédisposantes dont quelques-unes sont faciles à prévenir et qui, d'après la *Topographie Médicale*, de M. le docteur Simonin père, se résument à peu près ainsi, au

Organes de la circulation, en général; maladies du cœur (24 en 1854, 29 en 1855), artérite, hémorrhagie........	13	17	50	30
Coqueluche, angines, croup, abcès à la gorge..........................	17	7	24	22
Hydrothorax (2 en 1854), affections catarrhales des organes de la respiration (les enfants y sont pour 12 en 1854, et 22 en 1855), pleurésie, pneumonie et et phthisie pulmonaire (1)...........	91	89	180	184

point de vue sous lequel nous les envisageons : hérédité et âge, forte constitution, embonpoint et pléthore, réplétion de l'estomac, usage immodéré des boissons alcooliques, constipation habituelle, abus du sommeil, veilles forcées, vie sédentaire, excès de fatigue physique et contention d'esprit, fortes émotions, cravate trop chaude ou trop serrée autour du cou, contusions à la tête, insolation, froid très-vif, grande chaleur, forte humidité, brusques variations de la température, surcharge d'électricité atmosphérique et autres influences inconnues. C'est le sexe masculin qui y est le plus exposé.

La connaissance même de ces diverses causes, indiquant la prophylaxie à suivre, nous insisterons seulement sur trois ou quatre points trop souvent négligés, savoir : 1° Sur la nécessité du chapeau de paille à larges bords pour les personnes exposées à l'ardeur du soleil, en été ; 2° Sur celle d'avoir toujours les pieds chauds, le ventre libre, de s'abstenir des jeux trop fatigants et du travail (de tête ou des bras) immédiatement après les repas, comme aussi de ne pas se mettre à table avant que le corps soit un peu reposé, quand on vient de procéder à des exercices violents ; de ne pas faire la sieste et de ne point se coucher trop tôt après le souper, si on est fortement constitué, ou si on a plus mangé que d'ordinaire ; de s'habituer, dès le bas-âge, à rester la tête découverte, et de n'avoir, pour la nuit, que des oreillers de crin ou de paille d'avoine, en nombre suffisant, ou assez gros, pour que la tête soit élevée ; 3° enfin, sur les inconvénients de la vie sédentaire, ainsi que de la cravate et surtout du col, quand on voyage en été.

(1) A en juger par 1854 et 1855, les maladies des organes respiratoires sont celles qui prédominent sous notre climat, et qui y font le plus de victimes. Leurs principales causes occasionnelles sont : un froid trop vif, le séjour dans un milieu morfondant et humide; la fréquence des brouillards ; une atmosphère brumeuse; un air non renouvelé, méphitique ; un changement brusque

Gastrite, cancer de l'estomac et de l'œsophage	8	11	19	18
Organes de la digestion, en général (4 en 1854), entérite, péritonite (1)	14	31	45	22
Hernies, tumeur abdominale et étranglement intestinal, ascite, hépatite, ictère, hémorrhoïdes	11	20	31	26
Dyssenterie et diarrhée	4	13	17	7
Néphrite, diabète, métrite, cancer et polypes de l'utérus, hémorragie utérine, catarrhe vésical, calculs et sarcocèle,				

de température; une intranspiration produite soit par l'air, soit par des boissons ou par un bain trop froids; un travail corporel exagéré, comme aussi le défaut d'exercice; une alimentation insuffisante ou de mauvaise qualité; les violences extérieures; l'usage immodéré du corset et la gêne dans quelques vêtements; l'abus du chant, de la parole et des instruments à vent; en un mot, les excès de tous genres. — Ajoutons qu'une constitution frêle, un état valétudinaire et l'hérédité y prédisposent. Le sexe et l'âge ont également de l'influence : ainsi, l'enfant et le vieillard sont très-sujets aux affections catarrhales ; les femmes, par leur genre de vie et par la nature de leurs travaux sont, en général, moins exposées que les hommes à certaines maladies des voies respiratoires (fluxion, pleurésie, etc.), et *elles en seraient plus préservées encore si,* comme le disait le docteur Leclerc, — alors cependant que la manche pagode et la crinoline n'étaient pas inventées, — *ne sacrifiant pas à la mode, elles se garantissaient davantage des intempéries de l'air.* Quant à la phthisie, elle frappe principalement le sexe.

Décrire les causes du mal, quand elles sont aussi facilement appréciables que celles qui précèdent, c'est, comme nous l'avons déjà dit dans la note 5, indiquer les précautions à prendre; c'est montrer de nouveau l'inconvénient des habitations insalubres, et l'indispensabilité d'un bon mode d'éducation pour l'enfance; c'est, enfin, prouver au vieillard la nécessité de ne point sortir par les mauvais temps, de ne faire usage que d'aliments sains et de facile digestion, et de suppléer, par des vêtements chauds, à l'affaiblissement progressif de ses organes, *toute l'hygiène,* nous le répéterons avec un de nos grands maîtres, *étant, pour lui, dans l'entretien de la chaleur et de la circulation.*

(1) 1854. — 41, dont 9 (ce sont des enfants au-dessous de 6 ans) pour la seule commune de Liverdun, savoir : mars et mai, 3; sept., nov. et déc., 6.

âge critique	7	8	15	16
Cancer et tumeurs aux seins	1	»	1	»
Rachitisme, nécrose, ramollissement des os et affection de la moelle épinière	1	6	7	6
Névralgies, convulsions	10	14	24	14
Paralysie, épilepsie, tétanos	8	3	11	13
Scrofules, carreau, maladies de la peau, en général; érysipèle, tumeurs blanches; rhumatisme articulaire, goutte, cancer à la lèvre	6	9	15	26
Hydropisie, en général (1), suites de couche, épanchement de lait, dentition et coliques des enfants	29	38	67	75

(1) 46 en 1854 et 53 en 1855. — L'hydropisie, en général, ainsi que les névralgies, la métrite, le carreau, les scrofules et la plupart des maladies de la liste ci-dessus, se rattachent également à l'hygiène; mais nous renvoyons, en ce qui les concerne, aux auteurs déjà cités. Du reste, ce qui a été dit jusqu'à présent, sans leur être spécial, peut cependant leur convenir, surtout après l'addition des conseils qui suivent, car on a dès lors une sorte de résumé des principaux enseignements de la science prophylactique.

Eviter la vie trop sédentaire et la solitude, surtout quand on se sent prédisposé à la tristesse et aux affections nerveuses. Ne pas conter aux enfants d'histoires qui les effraient. — Soumettre les nouveau-nés à la vaccine.

Donner aux exercices en plein air, une plus large part que souvent on ne le fait, dans l'éducation des jeunes filles. Leur défendre l'excès de travail soit de l'esprit, soit du corps. Modérer leurs penchants au plaisir et au luxe, surtout si elles ne sont pas dans une position à pouvoir les satisfaire; leur éviter aussi des impressions trop fortes. Ne pas craindre, tout en cherchant à développer leur raison et en les initiant aux soins du ménage, de leur voir conserver quelque temps encore des goûts enfantins. Toutes ces conditions sont indispensables si on veut qu'elles soient moins sujettes aux nombreuses maladies qui affligent les femmes aujourd'hui.

Lorsque la poitrine ou les voies digestives sont facilement irritables, entretenir une température douce sur toute la surface cutanée, à l'aide d'un gilet de santé ou d'une ceinture de flanelle et donner plus de soin à la nourriture.

Maintenir la propreté du corps par de fréquentes ablutions et ne pas manquer, à l'époque de la belle saison, de prendre des grands bains, soit dans un

Cancer, inflammation et suppuration, sans désignation d'espèces; gangrène, résorption purulente..............	11	8	19	17
Fausse organisation, débilité organique et consomption (1), vers intestinaux..	17	12	29	36
Sénilité.........................	90	97	187	212
Suicide..........................	2	2	4	7
Chutes, fractures, brûlures, indigestions, abus de médicaments (1 en 1854), asphyxie par submersion, et autres accidents.........................	16	11	27	30
Causes inconnues ou indéterminées (2)..	96	106	202	208
Total..........	572	2572	3144	1215

cours d'eau, si c'est possible, soit simplement dans une cuve qu'on aura exposée, dans le jardin, aux rayons du soleil.

Ne pas imiter certaines personnes qui ne boivent pas en mangeant; mais se rappeler aussi que l'excès, même des liquides aqueux, peut devenir nuisible. Il ne faut pas non plus s'habituer à boire tiède. Quant à l'eau fraîche, non glaciale, et à dose modérée, elle ne peut faire que du bien si, d'autre part, on n'a pas trop chaud. Il convient que celle qui sert à se désaltérer, durant les travaux de la campagne, en été, soit mêlée de vin ou d'un peu d'eau-de-vie.

Prendre plus de précautions contre le refroidissement et la fatigue que ne le font bien des femmes dans le moment des mois et à l'âge critique.

Redouter l'usage du brasier ou d'un chaudron plein de braise, pour chauffer une chambre qu'on habite; n'y avoir jamais une forte chaleur et, lorsqu'on se couche, ne pas fermer la clef du fourneau, s'il contient encore beaucoup de charbon rouge.

(1) 1854. — 23, dont 17 enfants au-dessous de 2 ans.
1855. — 36, dont 30 enfants au-dessous de 2 ans.

(2) 1854. — 202, dont 173 enfants au-dessous de 6 ans.
1855. — 208, dont 140 enfants au-dessous de 6 ans.

D'où l'on peut conclure qu'en outre des causes déjà indiquées, les nombreux décès du jeune âge tiennent aussi à ce que beaucoup d'enfants malades ne sont pas soignés par un médecin. C'est également une nouvelle preuve en faveur des services qu'est appelée à rendre la médecine cantonale, instituée en 1855.

Le choléra n'a pas seulement paru parmi nous en 1854, il s'y est montré chaque fois qu'il a sévi dans la Meurthe; mais l'épidémie de 1854 a seule influé d'une manière sensible sur le chiffre ordinaire des décès, comme le prouve le résumé ci-dessous :

	1855.		1854.		1849.		1852.	
	Communes atteintes.	Décès cholériques constatés.	Communes atteintes.	Décès cholériques constatés.	Communes atteintes.	Décès cholériques constatés.	Communes atteintes.	Décès cholériques constatés.
Arnaville			Pour chaque commune en particulier.	Voir le tableau U supplémentaire.			1	26
Bainville	1	5					2	1
Bicqueley							3	30
Charmes							4	6
Crépey					1	9		
Crézilles							5	3
Favières							6	4
Fontenoy					2	2	7	2
Foug					3	13		
Gondreville					4	19	8	55
Lay					5	17		
Liverdun							9	14
Maizières							10	2
Mandres							11	15
Pierre							12	27
Sexey-les-Bois							13	16
Sexey-aux-Forges	2	3					14	12
Toul					6	22	15	1
Vilcey							16	
Villey Saint-Etienne							17	
Arrondissement	2	8	82	1959	6	82	17	
Département	53	1369	198	4300	47	1067	76	1485

Durée de l'invasion.

	1855.	1854.	1849.	1852.
Arrondissement	5 octobre 17 id.	11 juin 30 décembre	26 juin 16 novembre	
Département	15 juin 9 novembre	16 déc. 1853 22 janv. 1855	28 mai 6 décembre	2 mai 20 novembre

Après avoir constaté les effets du choléra dans chaque commune et son influence sur l'un et l'autre sexe aux différents âges de la vie, en 1854, il resterait, pour en compléter l'étude, beaucoup d'autres questions à examiner; mais la plupart ayant été traitées ailleurs, nous ne nous en occuperons pas ici. Toutefois, comme ce sont des documents qui importent à l'histoire du choléra, dans l'arrondissement de Toul, en voici l'énumération, ainsi que le nom des ouvrages où elles se trouvent.

Mesures sanitaires préventives. — Mémoires du Conseil central d'hygiène de la Meurthe, tom. 2, p. 61 et tom. 3, p. 101 et 174.

Instruction médicale sur les précautions à prendre, et sur les soins à donner aux cholériques, en l'absence d'un médecin. — Même ouvrage, tom. 1, p. 144, et tom. 2, p. 67.

(Voir aussi, sous ces deux rapports, le *Recueil des Actes administratifs*, 1832, 1849 et 1854).

Influence des feux en plein air. — Mémoires du Conseil central d'hygiène de la Meurthe, tom. 3, p. 103 à 109.

Invasion de l'épidémie dans le département; sa sa marche, sa durée, ses caractères et son traitement. Sexe, âge, professions, sol, orientation des appartements, électricité, magnétisme, ozone, vents, etc. — Même ouvrage, tom. 1, p. 122 à 143 et 242; tom. 3, p. 121 à 130, 162 et suivantes. — Compte-rendu de la Société de Médecine de Nancy; 1851, 1856, 1857. (Cette dernière année contient l'analyse d'un Mémoire spécial à l'arrondissement de Toul et intitulé : *Quelques réflexions sur le choléra et la suette qui ont sévi dans l'arrondissement de Toul, en* 1854, par M. le Dr Bancel fils, médecin des épidémies.

Maladies de l'arrondissement de Toul en 1854. — Mémoires du Conseil central d'hygiène, tom. 3, p. 346. — Rapport de M. le Dr Petitmengin, secrétaire du Conseil d'hygiène de l'arrondissement de Toul. — Voir aussi la liste précédente, sur les causes des décès.

Ateliers de charité et autres œuvres en faveur des classes nécessiteuses, en 1853-54 et 1854-55. — Délibérations du Conseil général de la Meurthe, 1854, p. 7 et 65; 1855, p. 10 et 47. — Recueil des actes administratifs, 1855. — Compte-rendu de la Société de bienfaisance de Toul, 1854 et 1855.

Nature du sol de chaque commune. — Carte géologique du département de la Meurthe, par M. Levallois, inspecteur des mines, 1856. — Voir aussi notre Esquisse et notre carte géologiques de l'arrondissement de Toul, 1848 et 1849.

Dépopulation.

Cette grave question, dont il a déjà été parlé dans le Mémoire du 19 décembre 1856, n'a pas seulement ému les économistes français, elle a occupé également la presse étrangère. Aussi, en raison de son importance, n'est-il pas inutile d'y revenir, aujourd'hui que, connaissant le mouvement des principaux éléments de la population en 1856, et par conséquent de toute la période quinquennale, il sera possible d'arriver à des appréciations plus exactes.

Résumons-nous, avant tout, et disons qu'en ce qui concerne notre contrée, la diminution de 1856 ne constitue pas plus la situation vraie ou normale de l'arrondissement que l'augmentation constatée par les deux dénombrements antérieurs. L'une et l'autre sont le résultat des circonstances tout exceptionnelles indiquées dans notre Mémoire du 19 décembre 1856. Essayons de le prouver, et faisons, en deux mots, l'histoire de ces circonstances en nous appuyant sur les tableaux Q, R, V.

Le recensement de 1836, qui peut être pris pour point de départ, s'élève à 64,041 habitants.

En 1839 et 1840 commence le canal de la Marne au Rhin, ce qui ne peut manquer de réagir sur la population des communes limitrophes. En effet, en 1841, on constate qu'elles renferment environ 400 personnes de plus qu'en 1836. (Voir le tableau V.)

Bientôt les travaux prennent encore de l'extension; le nombre des étrangers s'accroît de plus en plus, et, par contre, celui des naissances s'en ressent. Toutefois, en 1846, la fin des opérations approche; aussi le dénombrement de cette époque, déjà plus élevé que les deux précédents, aurait-il encore été plus considérable sans les départs qui venaient de s'effectuer (1). En voici la preuve : 1° les décès de la période 1842-1846 (tableau Q) s'élèvent à 7,144, lorsque proportionnellement à 1847-1851 ils ne devraient pas dépasser 7,000 : sans doute, ce fait par lui-même n'est pas concluant, mais il constitue au moins une présomption; 2° malgré ce surcroît de mortalité, l'excédant des naissances sur les décès, en 1842-1846, ajouté au chiffre de la population de 1841, donne pour résultat (en 1846) 65,668 individus, quand le recensement n'en accuse pas plus de 65,008. (Le contraire a lieu pour 1847-1851 : ainsi, l'excédant des naissances

(1) Cette circonstance fait que les moyennes du tableau U n'ont pas toute la précision possible, c'est-à-dire ne représentent pas d'une manière parfaitement exacte la situation normale de l'arrondissement; mais la différence ne s'élève qu'à une minime fraction.

ajouté au chiffre de la population de 1846 ne présente qu'un total de 66,264 et le dénombrement est de 67,205.)

En 1847 se termine tout-à-fait le canal, et aussitôt la population semble revenir à son chiffre normal, à en juger par celui des naissances. Mais, dans la même année, commence le chemin de fer, et dès 1848, on voit le nombre des naissances se relever pendant tout le reste de la période.

Vers le milieu de 1852, la voie s'achève, bien des bras deviennent inutiles, et il n'y a plus que 1,606 naissances. Peu à peu la majeure partie des étrangers encore présents s'en vont sur d'autres lignes, et bien des habitants du pays les suivent : aussi, en 1853, les naissances descendent-elles à 1,471 ; depuis lors, ce nombre a peu varié, et il augmente plutôt qu'il ne diminue. Enfin, dans cette même période, la guerre d'Orient a rendu nécessaires de plus fortes levées d'hommes; il y a eu des émigrations pour l'Algérie et l'Amérique, et la mort, par suite du choléra, est venue faire plus de ravages que d'habitude, proportionnellement surtout au chiffre de la population. Bref, le recensement de 1856 ne constate plus que 60,781 habitants.

Cherchons maintenant, en comparant 1847-51 à 1852-56, pour quelle part entre dans cette dépopulation chacune des causes qui précèdent.

Et d'abord quel est le nombre des étrangers venus

seulement pour le moment des travaux, et inscrits dans le recensement de 1851? La réponse à cette question est facile; elle est toute dans le tableau suivant :

TABLEAU V.

Population totale (moins la garnison) *dans les communes limitrophes du canal et du chemin de fer, à l'époque des cinq derniers dénombrements.*

		1836	1841	1846	1851	1856
Aingeray		429	440	480	690	518
Ecrouves		638	691	680	674	660
Fontenoy		233	248	247	420	261
Foug		1349	1484	1658	1527	1240
Gondreville		1307	1365	1403	1658	1442
Lay		368	407	414	445	375
Liverdun		915	1065	1110	2000	1069
Saizerais		786	853	862	907	816
Toul		7333	7261	7596	7551	6876
Villey-Saint-Etienne		800	835	784	805	765
Total par sexe	hommes	6536	6758	7106	8424	6567
	femmes	7622	7891	7928	8253	7453
Total général		14158	14649	15034	16677	14020

Le nombre des étrangers que renfermait l'arrondissement est donc d'environ 2,500. Tous ne sont pas partis; il en est qui s'y sont fixés. Mais aussi il y a de nos familles qui ont émigré en Afrique, en Californie ou ailleurs, ce qui établit à peu près une compensation.

Maintenant quel est le chiffre approximatif des absences momentanées? C'est là un autre point essentiel aussi à connaître et qui se démontre facilement à l'aide du tableau R, colonnes 8 et 9. On y voit : 1° que la quantité de ménages n'a pas diminué en raison de la population; 2° et qu'en 1856, le nombre des personnes, par ménage, était d'environ 0,260 inférieur à celui de 1851. Cette différence s'explique, pour 0,105 à 0,106, par l'excédant de mortalité dont il a été question à la page précédente; et le surplus, soit 0,153 à 0,154, constitue vraisemblablement la part des absences et des transcriptions non comprises dans le chiffre général des décès. Or, 18,986 ménages × 0,153 = 2,885 personnes (ou 2,725 sans les transcriptions) représentant les militaires au service (1); les membres des familles travaillant aux ouvrages en voie de construction sur d'autres points de la France et même à l'étranger; les personnes que la cherté des subsistances a éloignées de l'arrondissement et qui sont aujourd'hui en condition, etc. Voici, du reste, encore un autre moyen de se rendre compte du nombre des absences momentanées et des quantités pour lesquelles chaque sexe y entre :

(1) On se rappelle : — 1° qu'en 1854 et 1855 il y a eu beaucoup d'enrôlements volontaires; — 2° que le contingent des classes de 1853-56 a dépassé des 2/3 celui des années antérieures et a été appelé entièrement sous les armes; — 3° et que, jusqu'à l'époque du recensement de 1856, il n'y avait pas encore eu tous ces congés définitifs et provisoires qui sont venus, depuis, faire compensation et ramener les choses dans leur état ordinaire.

	hommes	femmes	total
Le recensement de 1851 (moins la garnison) s'élevait à................	33280	33925	67205
En retranchant les 2500 étrangers venus pour les travaux (tableau V)....	1875	625	2500
Il reste.......	31405	33300	64705
Si à ce nombre on ajoute les naissances de toute la période de 1852-56...	3903	3640	7543
Il résulte que, abstraction faite de la mortalité et de toutes autres considérations, le dénombrement de 1856 aurait dû être de..................	35308	36940	72248

Mais par suite des décès et des absences, les résultats sont ceux-ci :

	hommes	femmes	total.			
Décès..............................	3912	4334	8246			
Transcriptions..........................	417	69	486	33649	35864	69513
Population civile constatée en 1856........	29320	31461	60781			
Différence en moins....				1659	1076	2735

C'est cette différence qui nous semble constituer les absences momentanées : elle répond précisément au chiffre trouvé plus haut dans le calcul relatif aux ménages.

Le mouvement de la population, en 1852-56, s'expliquerait et se résumerait par conséquent ainsi :

Recensement de 1851 (moins la garnison).........................				67205
Etrangers venus pour la construction du canal et du chemin de fer, et repartis depuis 1851 ; environ..............................		2500		
Excédant de décès sur les naissances, pendant la période 1852-56...	703	1189		
Transcriptions..	486			
Absences momentanées..		2735	63495	
Recensement de 1856 (moins la garnison)..........................		60781		
Total égal.........		67205		67205

D'où il résulte que le nombre total des habitants (moins la garnison) serait réellement encore d'à peu près 63,500. Il devrait même être 64,000, sans une diminution proportionnelle assez sensible survenue dans les naissances, comme il est facile de s'en convaincre par un simple calcul.

Ainsi, il y a bien effectivement un temps d'arrêt dans la marche ascendante de la population ; mais la perte réelle, y compris l'infériorité proportionnelle des naissances, ne s'élève pas à 2,000 individus ou au moins ne dépasse guère ce chiffre, car la plupart des absences ne sont que momentanées, et les étrangers venus pour les travaux ne pouvaient pas être comptés comme appartenant à la localité.

Nous avions donc raison de dire qu'en ce qui concerne l'arrondissement de Toul, aucun des trois derniers recensements ne représente le chiffre normal de la population. Maintenant que conclure en particulier de celui de 1856? Certes, il y aurait là matière à bien des réflexions pour un économiste. Quant à nous, nous reproduirons seulement ce qui a été dit dans le Mémoire du 19 décembre 1856.

1° Le départ des étrangers venus pour les travaux du canal et du chemin de fer n'a rien d'étonnant; il fallait même le désirer.

2° On doit au contraire d'autant plus regretter soit les nombreux vides faits par la mort, soit les départs momentanés que, comme nous l'avons dit, ils ont eu lieu surtout parmi les personnes dans la force de l'âge. Puissent tous les absents nous revenir ! Mais il est à craindre que le changement d'habitudes et un gain plus facile et meilleur ne fassent perdre à un certain nombre les goûts simples que nécessite la vie champêtre et ne les éloigne pour longtemps du foyer paternel, ce qui augmenterait le préjudice déjà causé à l'agriculture par l'introduction du luxe dans les campagnes, les tendances actuelles pour le placement des capitaux et la dépréciation des immeubles.

Il est enfin un autre point sur lequel le tableau Q ne peut manquer de fixer l'attention, c'est la diminution de plus en plus considérable des naissances. A quoi en attribuer la cause? *La misère n'aurait-elle pas eu d'influence sur la fécondité?* C'est ce que se demandent bien des personnes et ce dont nous avons parlé nous-même dans notre Mémoire du 19 décembre; aussi ne reviendrons-nous point sur ce sujet. Nous résumerons seulement les principaux motifs de cette infériorité, puis nous ajouterons quelques chiffres à cause de l'importance qu'ils peuvent avoir dans la question (c'est le tableau X). Nous ferons observer en outre que cet abaissement a augmenté tout-à-coup, c'est-à-dire d'une manière brusque, et que, depuis 1853, malgré une gêne générale et continue, la décroissance n'a pas fait de progrès.

La diminution des naissances, envisagée d'une manière générale, tient surtout et avant tout à cette cause si diversement appréciée que les économistes et les moralistes connaissent sous ces diverses dénominations : *contrainte morale, continence volontaire, circonspection, chasteté dans le mariage, contre-sens du mariage ou anomalie matrimoniale*, etc., et qui chaque jour se propage de plus en plus, comme le prouve le tableau suivant. Elle constitue un état de choses, ou mieux elle indique des tendances qui, selon les uns, sont inquiétantes pour l'avenir de la France, et que d'autres, au contraire, regardent comme faisant l'éloge de notre époque. Deux autres circonstances ont aussi quelque peu contribué à la diminution des naissances en 1852-1856; ce sont :

1° Les nombreux veuvages constatés par le tableau I. (Mémoire du 19 décembre.)

2° La séparation momentanée d'un certain nombre de chefs de familles, car bien des femmes n'ont pas suivi leurs maris sur les travaux lointains où ils se trouvent.

A Toul (ville), cette diminution est due encore un peu à ce que, proportionnellement, il n'y avait pas eu autant de mariages que d'habitude en 1847-51. Mais il n'en est pas de même de l'arrondissement considéré dans son ensemble; le nombre des mariages y a été relativement le même dans les trois périodes.

Voici maintenant le tableau X dont il a été question tout-à-l'heure.

Tableau X.

Mouvement de la population et prix moyen de l'hectolitre de blé, en France, de 1816 à 1857.

COMPARAISON DE CHAQUE ANNÉE AVEC 1820.

ANNÉES.	POPULATION de la FRANCE.	NAISSANCES.				DÉCÈS (Y COMPRIS LES MORTS-NÉS).				PRIX MOYEN de l'hectolitre de blé EN FRANCE.	CLASSEMENT DES ANNÉES D'APRÈS		
		TOTAL d'après l'*Annuaire* du bureau des longitudes.	CHIFFRE qu'elles auraient dû atteindre par rapport à 1820.	QUANTITÉ PROPORTIONNELLE en plus ou en moins qu'en 1820. En plus.	En moins.	TOTAL d'après l'*Annuaire* du bureau des longitudes.	CHIFFRE qu'ils auraient dû atteindre par rapport à 1820.	QUANTITÉ PROPORTIONNELLE en plus ou en moins qu'en 1820. En plus.	En moins.		la proportion des naissances.	décès.	le prix du blé.
1	2	3	4	5	6	7	8	9	10	11	12	13	14
1816	»	»	»	»	»	»	»	»	»	28 51	»	»	»
17	30182433	944125	950469	»	6344	748223	763904	»	15681	36 16	7	19	1
18	30272017	915855	955291	»	39436	751907	766171	»	14264	24 65	13	18	4
19	30361601	987918	956112	31806	»	788055	768438	19617	»	18 42	1	8	22
1820	*30451187	958933	»	»	»	770706	»	»	»	19 13	4	10	19
21	30642982	963358	964973	»	1615	751214	775560	»	24346	17 79	5	23	24
22	30834777	972796	971012	1784	»	774162	780414	»	6252	15 49	2	12	33
23	31026572	964021	977051	»	13030	742735	785268	»	42533	17 52	8	30	25
24	31218367	984152	983092	1060	»	763606	790122	»	26516	16 22	3	25	30
25	31410162	975986	989132	»	13146	798012	794976	3036	»	15 74	9	9	32
26	31601957	993191	995172	»	1980	835658	799830	35828	»	15 85	6	5	31
27	31793752	980196	1001211	»	21015	791125	804684	»	13559	18 21	10	16	23
28	31985547	976547	1007251	»	30704	837145	809534	27611	»	22 03	11	6	11
29	32177342	964527	1013291	»	48764	803453	814392	»	10939	22 59	14	15	6
1830	32369137	967824	1019331	»	51507	809830	819246	»	9416	22 39	15	13	7*
31	*32560934	986709	1025371	»	38662	802761	824103	»	21342	22 10	12	21	10
32	32756929	938186	1031543	»	93357	933733	829063	104670	»	21 85	20	3	12
33	32952924	969983	1037715	»	67732	812548	834023	»	21475	16 62	18	22	29
34	33148919	986490	1043887	»	57397	917828	838983	78845	»	15 25	17	4	33
35	33344914	993833	1050059	»	56226	816413	843943	»	27530	15 25	16	26	33
36	*33540910	979820	1056231	»	76411	771700	848905	»	77205	17 32	19	36	26
37	33678763	943349	1060572	»	117223	878701	852394	26307	»	18 53	27	7	21
38	33816616	961476	1064913	»	103437	846199	855883	»	9684	19 51	23	14	18
39	33954469	957740	1069254	»	111514	808090	859372	»	51282	22 14	25	31	9
1840	34092322	952318	1073595	»	121277	845764	862861	»	17097	21 84	28	20	13
41	*34230178	976929	1077936	»	101007	833852	866350	»	32498	18 54	21	27	20
42	34464494	982896	1085315	»	102319	866818	872280	»	5462	19 55	22	11	17
43	34698810	983107	1092694	»	109587	841709	878210	»	36501	20 46	24	29	14
44	34933126	967324	1100073	»	132749	807686	884140	»	76454	19 75	31	35	15
45	35167442	992033	1107452	»	115419	785469	890070	»	104601	19 75	26	38	15
46	*35401761	983473	1114831	»	131358	861372	896003	»	34631	24 05	30	28	5
47	35478020	918581	1117232	»	198651	883756	897933	»	14177	29 01	37	17	2
48	35554279	948748	1119633	»	170885	873621	899862	»	26241	16 63	35	24	28
49	35630538	995466	1122035	»	126569	1013406	901793	111613	»	15 37	29	2	34
1850	35706797	962972	1124436	»	161464	804726	903723	»	98997	14 32	33	37	38
51	*35783059	979907	1126838	»	146931	849114	905653	»	56539	14 48	32	32	37
52	35834320	963080	1128452	»	165372	848596	906950	»	58354	17 23	34	33	27
53	35885581	936967	1130066	»	193099	834260	908248	»	73988	22 39	36	34	7*
54	35936842	923461	1131681	»	208220	1032557	909545	123012	»	28 82	38	1	3
55	35988103	Ne figurent pas encore dans l'*Annuaire* du bureau des longitudes.								29 32			
56	*36039364									30 75			

Nota relatif au tableau X.

30 mai 1857, avec addition du 1er août 1858.

Les sept nombres précédés d'un * (colonne 2), sont ceux des sept dénombrements effectués depuis 1816. — La population des années intermédiaires a été établie en répartissant également, entre toutes les années d'une même période, la différence survenue d'un recensement à l'autre. — Le dénombrement de 1805 a aussi servi ; il s'élevait à 29107425 habitants. (Voir le *Moniteur universel* du 11 mai 1857 ; article Production agricole et population en France.)

Les enfants morts-nés ne devraient pas être réunis aux décès, à cause des inconvénients signalés par l'*Annuaire* du bureau des longitudes, mais il était impossible de ne pas les comprendre dans le même total, car il s'agit d'une comparaison avec 1820, et, à cette époque, ils étaient confondus.

Les chiffres des colonnes 3 et 7 proviennent du dit *Annuaire*.

Ceux de la colonne 11 sont dus à l'obligeance de S. Exc. le Ministre de l'agriculture et du commerce. Si nous osions nous le permettre, nous en remercierions ici M. le Ministre, et nous le prierions également de daigner recevoir l'expression de notre vive reconnaissance pour les témoignages de bienveillance dont il nous a honoré, le 22 juillet 1858, tant en son nom qu'au nom du Comité consultatif d'hygiène, au sujet de nos recherches sur l'arrondissement de Toul. — Nous aurions aussi à exprimer notre gratitude au Conseil central d'hygiène de la Meurthe, qui a bien voulu ne pas trouver notre opuscule trop indigne de figurer dans ses Annales.

Husson.

(Extrait des *Mémoires du Conseil cental d'hygiène de la Meurthe.*)

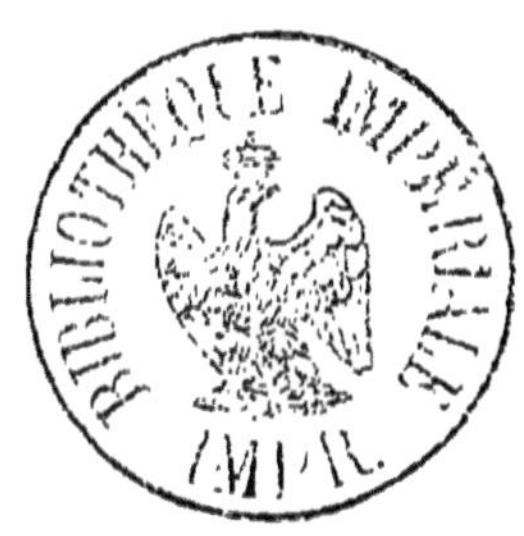

TABLE DES MATIÈRES.

CHAPITRE II.

CHAPITRE III.

CHAPITRE IV.

Groupe A.

Groupe B.

Groupe C.

SUPPLÉMENT

Spécial à l'arrondissement de Toul.

FIN DE LA TABLE DES MATIÈRES.

Nancy, typographie de A. Lepage, Grande-Rue (Ville-Vieille), 14.

ERRATA.

Page 24, ligne 7, au lieu de : *voir;* il faut : AVOIR.

— ligne 9, au lieu de : *où manque l'eau;* il faut : LE MANQUE D'EAU.

Page 55, ligne 22, au lieu de : 889; il faut : *899*.

— ligne 32, au lieu de : [ ]; il faut : (( )).

Page 56, ligne 15, au lieu de : ((14)) ; il faut : (14).

Page 57, ligne 1, au lieu de : 1855; il faut : *1851*.

— ligne 27, au lieu de : 112; il faut : *110 à 112*.

Page 60, ligne 22, au lieu de : 1851-56 ; il faut : *1852-56*.

— ligne 24, au lieu de : 1846-51 ; il faut : *1847-51*.

Page 64, août 1849, au lieu de : [20] ; il faut : 20.

— octobre 1848, au lieu de : 20 ; il faut : [20].

— juin 1842, au lieu de : 16 ; il faut : (16).

Page 74, ligne 15, au lieu de : 13.41 ; il faut : *13.14*.

Page 86, ligne 19, au lieu de : 11.31 ; il faut : *10.98*.

Page 106, ligne 4, au lieu de : présente 185 ; il faut : PRÉSENTE *1856*.

Page 121, octobre 90 ans, au lieu de : 61 ; il faut : *16*.

Page 125, ligne 1, au lieu de : en 1854 ; il faut : EN *1854* (1).

Page 127, fin du renvoi, au lieu de : 64450 ; il faut *64520*.

Page 134 *bis*, Aingeray, au lieu de : 15 juillet ; il faut : *13* JUIL.

Page 152, ligne 5, au lieu de : 64000 ; il faut : D'ENVIRON *64000*.

www.ingramcontent.com/pod-product-compliance
Ingram Content Group UK Ltd.
Pitfield, Milton Keynes, MK11 3LW, UK
UKHW021146260726
13994UKWH00001B/321

9 782329 128535